Huber Sachbuch Medizin

Arnold Weintraub

Rheuma – Seelische Gründe und Hintergründe

Verlag Hans Huber
Bern · Göttingen · Toronto · Seattle

Adresse des Autors:
Dr. med. Arnold Weintraub
Spezialarzt FMH Innere Medizin und Rheumatologie
Werdstrasse 34
CH-8004 Zürich

Die Deutsche Bibliothek – CIP-Einheitsaufnahme

Weintraub, Arnold:
Rheuma – seelische Gründe und Hintergründe / Arnold
Weintraub. – Bern ; Göttingen ; Toronto : Huber, 1992
ISBN 3-456-82069-0

Satz: Jung Satzcentrum GmbH, Lahnau
Druck: Allgäuer Zeitungsverlag, Kempten/Allgäu
Printed in Germany

Inhaltsverzeichnis

Dank

Meinen besonderen Dank schulde ich Frau Madeleine Horger für ihre Mitarbeit beim Verfassen und Korrigieren des Manuskripts und für ihre vielen wertvollen Anregungen. Herrn Professor Dr. med. Franz. J. Wagenhäuser verdanke ich das Titelbild. Grosser Dank gebührt Herrn Jürg Flury für die Gestaltung dieses Buches und dem Verlag Hans Huber, dem das Verdienst zukommt, in einer speziellen Buchreihe, in die auch diese Schrift gehört, für eine bessere Patienteninformation besorgt zu sein.

Einführung

Was will dieses Buch? – An wen richtet es sich?

Ich stelle diese Fragen an den Anfang, um die geneigte Leserin, den geneigten Leser gleich zu Beginn zu informieren, dass dieses Buch kein medizinisches Lehrbuch im üblichen Sinne ist. Vielmehr möchte es die rheumatischen Erkrankungen auf verständliche Art erklären, darüber hinaus jedoch die damit verbundenen psychologischen Zusammenhänge aufzeigen, die in der Fachliteratur im allgemeinen nicht oder zuwenig angesprochen werden.

Viele von Rheuma Betroffene glauben, für die Erkrankung selbst verantwortlich zu sein, etwas im Leben falsch gemacht zu haben oder noch zu machen. Andere wiederum haben Mühe, mit den rheumatischen Beschwerden umzugehen, ihr Leben damit einzurichten. Ihnen allen möchte ich helfen. Ich glaube, hierzu legitimiert zu sein. Nicht nur, weil ich in bald vierzigjähriger Tätigkeit als niedergelassener Rheumatologe einige Erfahrungen und besondere Einsichten gewonnen habe, sondern auch deshalb, weil ich selbst ein Rheumatiker bin. Die Sorgen und Nöte des Rheumapatienten sind mir also wohlvertraut.

Was ist Rheuma?

Rheuma ist nur ein Wort und heisst nichts anderes als Fliessen oder Strömen. Seit Jahrhunderten wird es für den im Körper herumfliessenden Schmerz gebraucht.

«Rheuma»
= Strömen oder Fliessen
daher: Rhümme (Berndeutsch)
Le Rhume (französisch)
Rhone und Rhein

Abbildung 1

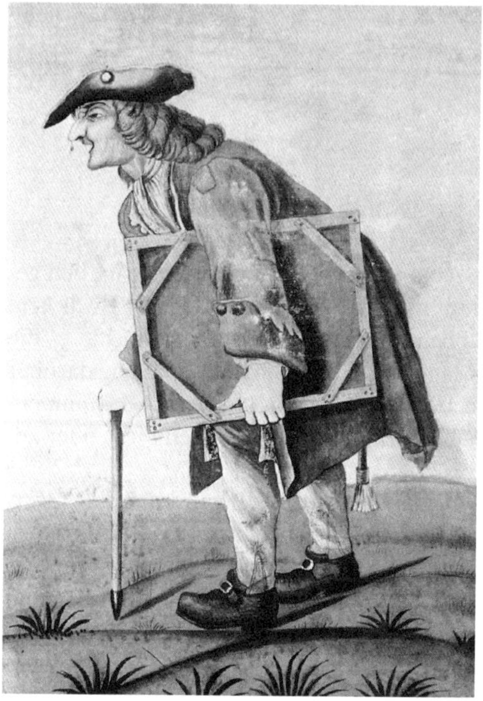

Abbildung 2: Der Nasenfluss beim Schnupfen heisst französisch «le rhume».

«Rheuma» ist also nur ein Begriff und als solcher ein Sammeltopf für Schmerzen des Bewegungsapparates.

Erst in neuerer Zeit hat man daraus eine Wissenschaft gemacht. Die einzelnen Krankheitsformen wurden voneinander unterschieden und wissenschaftlich definiert. Auf diese Weise wurde weitgehende Klarheit geschaffen.

Rheuma gehört zu den am weitesten verbreiteten Erkrankungen und gilt als «Volkskrankheit». Jedermann kann in jedem Alter davon betroffen werden. Es gibt schon eine rheumatische Arthritis im Kindes- beziehungsweise Jugendalter, die juvenile Polyarthritis. Die meisten Rheumaformen sind chronisch und stellen deshalb sowohl den Betroffenen wie den Arzt vor grosse Probleme. Von diesen wird in diesem Buch ausführlich die Rede sein.

Wenig bekannt aber ist, dass als «Rheuma» bezeichnete Schmerzen auch Ausdruck psychischer Störungen sein können. Konflikte irgendwelcher Art haben fast immer ihre körperlichen Begleiterscheinungen, die als «psychosomatisch» bezeichnet werden. In der Psychosomatik be-

«Rheuma»
= Sammeltopf für Schmerzen
im gesamten
Bewegungsapparat

Abbildung 3

ziehungsweise ganzheitlichen Medizin wird das untrennbare Zusammenspiel vom Körperlichen und Seelischen zum Gegenstand der Betrachtung. Psychosomatik ist ein nicht einfach zu verstehender Begriff und bedarf einer Klärung. Am einfachsten ist das Wort «Soma» zu verstehen, es steht für alles Körperliche. Viel grösseren Schwierigkeiten begegnet man bei der «Psyche». Mit diesem Ausdruck verbindet sich die abstrakte Vorstellung für die Seele als den Sitz allen Empfindens und Erlebens, durch das der Mensch in seinen tiefsten Wesensschichten angerührt wird.

Die Psychosomatik geht davon aus, dass es keine absolute Trennung von Körper und Seele gibt. Leben ist immer beides. Allerdings kann zum Beispiel das Körperliche überwiegen und deutlicher in Erscheinung treten, während das Psychische in den Hintergrund tritt. Jede Erkrankung hat also eine psychische Reaktion und jedes seelische Erleben seine körperlichen Begleitsymptome, wenn auch nicht immer direkt erkennbar.

Körperliche Vorgänge sind äusserst komplex und verschiedenartig zu verstehen. So können Tränen zum Beispiel als physiologisch-chemische Flüssigkeit beschrieben werden. Tränen sind aber auch Ausdruck von Gefühlen. Ihre Bedeutung ist allerdings nicht einheitlich. So kommen sie dem Menschen bei Freude wie bei Trauer, beim Lachen wie beim Weinen, sogar aus Wut. Ein weiteres Beispiel ist das Herz. Es pumpt das Blut in den Kreislauf, ist aber symbolischer Sitz unserer Emotionen. Wir bekommen Herzschmerzen bei Liebeskummer, Herzklopfen bei Freude oder Angst, und manches kann uns «zu Herzen gehen». Mit anderen Worten: Körperliche Organe haben ihren symbolischen psychischen Stellenwert.

Zwischen Körper, Geist und Seele bestehen also engste Wechselbeziehungen. Jedes System kann wohl einzeln betrachtet und erforscht werden, doch besteht das Leben nur in deren Zusammenspiel und Bezug zu Umwelt, Zeit und Raum.

1. Rheuma, Schmerz und Psyche

Wenn wir von Rheuma sprechen, denken wir in erster Linie an Schmerzen irgendwo im Halte- und Bewegungsapparat, sei es im Rücken oder Nacken, in Armen oder Beinen, meist zusammen mit Bewegungseinschränkungen. Die Schmerzen können in Muskeln, Sehnen, Knochen und Gelenken entstehen oder nur dorthin lokalisiert sein. Zusätzlich aber kommen solche Schmerzen auch als Ausstrahlung bei Erkrankungen innerer Organe vor, als sogenannte Projektionsschmerzen.

Das Schmerzgeschehen ist eine überaus komplizierte Angelegenheit. Ein Schmerzreiz, der von der Körperoberfläche, den tieferen Geweben oder den Eingeweiden ausgeht, wird über verschiedene Schmerzleitungsbahnen dem Rückenmark und Gehirn gemeldet. Dort wird er gewertet und kontrolliert. Muskelschmerzen auslösende Muskelreflexe entstehen bereits im Rückenmark. Im Gehirn, beziehungsweise im Gehirnstamm, wird der lokal ausgelöste Schmerzreiz in die totale Schmerzreaktion umgewandelt: Der Schmerzreiz an der Fusssohle zum Beispiel, der zuerst nur das Wegziehen des Fusses bewirkte, löst auf der erwähnten höheren Ebene eine Fluchtbewegung des ganzen Körpers aus. Gleichzeitig werden andere Reaktionen bewirkt, zum Beispiel der Schmerzschrei. Nicht immer aber wird der Schmerzreiz wahrgenommen. So kann es geschehen, dass im Stress oder Schock schwere Verletzungen nicht sofort als Schmerz empfunden werden, was der Fall bei vielen Sport- oder Kriegsverletzungen ist. Erst im Grosshirn wird der Schmerz bewusst wahrgenommen, das heisst sowohl empfunden, als auch lokalisiert. Durch Erfahrung und Erinnerung an frühere Schmerzereignisse wird der Schmerz gewertet und beurteilt. Es wird angenommen, dass auf dieser höchsten Ebene die psychischen Einflüsse auf das Schmerzerleben stattfinden. Dies erklärt, warum dem banalen Nadelstich am Finger weniger Bedeutung beigemessen wird als dem Schmerz in der Herzgegend, obwohl ersterer wesentlich intensiver sein kann. Der Schmerz im Bereiche des Herzens ist eben zusätzlich imstande, Todesängste auszulösen.

Schmerz ist selbstverständlich nicht immer mit Kranksein gleichzusetzen. Erinnert sei an den normalen Schmerz bei Geburt und Defloration und an den sexuellen Lustschmerz. In vielen Kulturen gehören übrigens schmerzhafte Riten zum Leben, ohne dass je eine Klage laut würde.

Empfindung und Erleben von Schmerz sind individuell verschieden und werden von der Erziehung wie von der Persönlichkeit beeinflusst. Wenn sich die Mutter jeden Monat wegen der Periodenschmerzen ins Bett legt, so wird es wahrscheinlich ihre Tochter ebenso tun. Kopf- und andere Schmerzen können von Kindern am Beispiel eines Elternteils imitiert werden (familiäre Schmerzinduktion).

Im allgemeinen geht man davon aus, dass dem Schmerz eine Warnfunktion zukommt. Sie ist jedoch unzuverlässig und lässt den Menschen allzuoft im Stich. Häufig fehlt der Schmerz auch bei schweren Erkrankungen, wie beim Krebs, oder er tritt eventuell zu spät auf.

Wie sehr der Schmerz psychisch beeinflusst werden kann, lässt sich an der Placebowirkung ermessen. (Placebo bedeutet ein wirkstoffreies, äusserlich vom Original nicht unterscheidbares «Leer- oder Scheinmedikament».) Gibt man einem Menschen ein Placebo, von dem er glaubt, es habe die ihm bereits bekannte Wirkung des echten Medikamentes, so kann der Erfolg der selbe sein. Der Kranke reagiert also schon auf die Vorstellung, die er mit dem Medikament verbindet. Auf diese Weise lassen sich Schmerzmittel reduzieren. Die psychische Beeinflussung des Schmerzes lässt sich auch durch Suggestion und Hypnose sowie durch Ablenkung beweisen.

Dem Schmerz als rein psychisches Phänomen wurde bisher im Krankheitsgeschehen kaum Aufmerksamkeit geschenkt. Es wurde zuwenig berücksichtigt, dass er als psychisches Erlebnis den Gefühlen und Affekten zuzuordnen ist. Die Vorstellung, dass jedem Schmerz eine körperliche Schädigung zugrunde liegen muss, ist unzutreffend. Hierauf wird im Kapitel über die psychosomatische Schmerzkrankheit, am Beispiel des «Alles-tut-weh-Syndroms» (Fibromyalgie), näher eingegangen (Seite 40).

Der Schmerz kann auf verschiedene Weise entstehen. Man unterscheidet drei Formen. Ist er körperlich bedingt, so ist er ein Hinweis auf eine drohende oder bereits eingetretene körperliche Schädigung oder funktionelle Störung. Andererseits werden Depressionen oder Geisteskrankheiten von Schmerzen begleitet, die als «endogen» bezeichnet werden. Des weitern gibt es einen «psychogenen» Schmerz, der bei Neurosen, psychischen Konflikten und Belastungen auftritt. Der psychosomatische beziehungsweise psychorheumatische Schmerz ist zu dieser Gruppe zu zählen.

Diese Einteilung in die verschiedenen Schmerzentstehungsweisen ist sinnvoll, weil die Behandlung entsprechend gestaltet werden muss.

1.1 Der psychorheumatische Schmerz

Den psychosomatischen Schmerz, der als Ausdruck eines Konfliktes im Bewegungsapparat auftritt, bezeichne ich als psychorheumatisch. Psychorheumatisch deshalb, weil er als sogenanntes Rheuma in Erscheinung tritt.

Schmerz im Bewegungsapparat
ohne
adäquaten somatischen Befund

Abbildung 4: Psychorheumatischer Schmerz

Es ist ein Schmerz ohne adäquate somatische Ursache. Wie kommt er zustande? Ein meist unbewusster Konflikt wird in Schmerz umgewandelt, das heisst, der Mensch ist unbewusst imstande, durch den Schmerz die dem Konflikt zugrunde liegenden Gefühle zu verdrängen. Es können Tendenzen unterdrückt werden, die er aus ethischen und moralischen Gründen nicht wahrhaben möchte. Solchen Schmerzen kommt ein symbolischer Charakter zu. In andern Worten: Durch den Schmerz können verpönte Wünsche oder schmerzliche Gefühle vom Bewusstsein ferngehalten werden. Das Symptom «Schmerz» bringt nicht nur die verpönte Regung ans Licht, sondern bestraft das Individuum dafür. Interessant sind von da aus gesehen die sprachlichen Zusammenhänge zwischen pena (lat.) = Strafe und pain (engl.) = Schmerz sowie penalty (engl.) = Bestrafung (Adler[1]). In der Kasteiung und Teufelsaustreibung wird die enge Beziehung zwischen Schmerz und Bestrafung deutlich. Dass Krankheit und Schmerz als göttliche Strafe des schuldbeladenen Menschen gelten, ist eine weit verbreitete religiöse Vorstellung.

Der Patient lokalisiert den psychorheumatischen Schmerz nach seinen Vorstellungen. Er entspricht deshalb nicht unbedingt anatomischen oder physiologischen Gegebenheiten. Als Modell können vom Patienten selbst früher erlebte körperliche Schmerzen dienen. So dürfte auch erklärt sein, warum sich in einer Konfliktsituation eine Wirbelsäulen-

[1] Adler, R.: Schmerz. In: Von Uexküll, Th. (Hrsg.): Lehrbuch der psychosomatischen Medizin S. 498 (Urban & Schwarzenberg, München 1979)

oder Gelenkschädigung erneut mit Schmerzen bemerkbar macht: der Schmerz wird am Ort des geringsten Widerstandes lokalisiert.

1.2 Wie erkennt man den psychorheumatischen Schmerz?

Folgende Anhaltspunkte dienen zur Diagnose:

- **Die Schmerzschilderung ist auffallend gehemmt, zu bescheiden oder aber dramatisch-theatralisch oder auch zu vage.**
- **Der Kranke neigt dazu, den Arzt gefühlsmässig zu fesseln oder seine Zuneigung zu gewinnen.**
- **Er zeigt eine übermässige Abhängigkeit von Bezugspersonen.**
- **Er lässt die Tendenz zu depressiven Reaktionen oder gar Suizidversuchen erkennen.**
- **Er neigt zu Medikamentenabhängigkeit oder anderen Süchten.**
- **Die Beschwerden können keinem bekannten rheumatischen Krankheitsbild zugeordnet werden.**
- **Es finden sich nicht selten Störungen im sexuellen Verhalten, wie Frigidität und Impotenz sowie häufiger Partnerwechsel und Scheidungen.**
- **Patienten mit solchen Schmerzen verraten sich oft mit zusammengepressten Lippen, gespannten Kiefermuskeln, verkrampften Fäusten und gezwungenem Lächeln.**

Abbildung 5: Hinweise zur Diagnose

Viele psychorheumatische Schmerzzustände sind Ausdruck einer Depression. Allerdings stehen die körperlichen Symptome im Vordergrund, während die depressiven Symptome wie Antriebsstörung, Gedrücktheit und Lustlosigkeit eher im Hintergrund stehen und nur durch genaueres Befragen erkannt werden. Man spricht von «maskierter» oder «larvierter» Depression.

Es stellt sich die Frage, warum der Mensch nicht mit seinen psychischen Störungen und Konflikten, sondern mit körperlichen Beschwerden zum Arzt kommt. Ein wichtiger Grund hierfür ist, dass der Betroffene annimmt, Ärzte würden sich eher mit körperlichen Symptomen befassen als mit quälenden Ängsten, Affekten und Erlebnissen (was auch leider stimmt). Deshalb kommt der Mensch lieber mit Kopf-, Herz- oder Rückenschmerzen zum Arzt als zum Beispiel mit einem Ehekonflikt. Zu Gunsten des Patienten muss aber gesagt werden, dass ihm in den meisten Fällen die Ursache des dem Arzt präsentierten Symptoms «Schmerz» gar nicht bewusst ist.

Dass seelische Vorgänge etwas mit dem Schmerz zu tun haben, könnte dem Patienten bei einer Eigenanalyse vielleicht klarer werden. Hierzu dienen die Punkte, die in Abbildung 6 aufgeführt sind.

1.3 Psychorheumatologische Schmerzanalyse

Lokalisation	**– zwischen den Schulterblättern Nacken oder Kreuz oder beide gleichzeitig.** **– Schmerzen im ganzen Körper**
Schmerzwahrnehmung	**– wahnsinnig** **– unerträglich** **– furchtbar**
Verschwinden	**– bei Ablenkung, in Freizeit und Ferien** **– meistens im Schlaf** **– beim Ansprechen der Konfliktsituation: Der Schmerz wird von Tränen abgelöst.**
Begleitsymptome	**– rasches Erröten** **– feuchte Hände und Füsse** **– Magen-Darm- oder Herzbeschwerden**
Nichtansprechen auf	**– Antirheumatika** **– klassische Schmerzmittel** **– Physikalische Therapie**
Ansprechen auf	**– das ärztliche Gespräch** **– Psychopharmaka** **– körperorientierte Psychotherapie.**

Abbildung 6: Psychorheumatologische Schmerzanalyse

2. Die menschliche Haltung

Die Haltung des Menschen ist weitgehend Ausdruck seines seelischen Zustandes. Gewisse Haltungsstörungen und damit zusammenhängende Schmerzzustände müssen in diesem Licht gesehen werden. Der Rücken ist des Menschen Halt und Stütze und bestimmt seinen aufrechten Gang. Die Rückenhaltung ist aber auch Ausdruck für seine innere Haltung und sein Verhalten zur Umwelt. Der depressive, ängstliche oder schuldbeladene Mensch geht gebückt, der freie und stolze geht aufrecht. Ein ehrlicher Mensch gilt als ein Senkrechter, der Schmeichler und Heuchler dagegen als ein Bückling (Condrau, G.: Psychosomatik der Frauenheilkunde S. 225, Huber, Bern und Stuttgart 1965). Der Schein, beziehungsweise die Erscheinung kann aber auch trügen.

Das ganze Erscheinungsbild des Menschen wird durch zahlreiche innere und äussere Kräfte beeinflusst. Die Körperhaltung kann so charakteristisch sein, dass ein Mensch bereits von weitem erkannt wird, ohne dass man sein Gesicht sieht. Als meisterhafte Kenner der Psychologie haben sich seit je Dichter, Maler und Bildhauer erwiesen. In ihren Werken wird die psychische Bedeutung der menschlichen Haltung in anschaulicher Weise dargestellt. Wenn sich heute die Medizin auf die Psychosomatik von Haltung und Haltungstörungen besinnt, kommt sie reichlich spät.

Im folgenden soll gezeigt werden, auf welche Weise von der äusseren Haltung auf das innere Erleben geschlossen werden kann. Eine Unterteilung nach verschiedenen Lebensabschnitten dürfte hierzu nützlich sein.

2.1 Die Haltung des Kindes

Die Haltung des Kindes ist unverfälscht. Seine Haltung und seine Bewegungen entsprechen seinen Affekten und Stimmungen. Angst vor Strafe, Freude an einem Geschenk, Verlegenheit oder Müdigkeit kommen rasch und spontan zum Ausdruck. Das Kind legt noch keinen Wert auf den Eindruck, den seine Haltung auf die Umgebung macht. Es versucht deshalb auch nicht, sie künstlich zu verändern. Ausnahmen davon deuten auf eine psychische Störung oder einen körperlichen Schaden.

Abweichungen der kindlichen Haltung beunruhigen in erster Linie die Eltern, nie das Kind selbst.

Es ist auffallend, dass Kinder eher selten über Rückenbeschwerden klagen. Ebenso erstaunlich ist es, wie sich das Kind an schwerere Deformierungen der Wirbelsäule anpassen kann, ohne gross zu klagen. Werden aber Rückenschmerzen im Kindesalter geäussert, so sind sie fast immer Ausdruck einer echten körperlichen Erkrankung. Es darf als sicher angenommen werden, dass der Rücken des Kindes sozusagen nie Austragungsort psychischer Störungen ist, im Gegensatz zu Kopf, Magen, Darm oder Harnblase.

Angaben über psychosomatische Rückenerkrankungen fehlen daher in Lehrbüchern der Kinderheilkunde. Meine Umfrage bei Kinderärzten und Orthopäden bestätigt die Seltenheit solcher Beschwerden.

2.2 Die Haltung des Jugendlichen

Das Adoleszentenalter umfasst den Zeitraum, welcher in der Pubertät mit dem Wachstumsschub beginnt und mit dem Abschluss des Längenwachstums, also mit 19 bis 20 Jahren, endet. Haltungsprobleme und funktionelle Fehlhaltungen sind gerade in diesem Lebensabschnitt besonders genau zu beachten. Dies deshalb, weil die definitive Formgestaltung der Wirbelsäule noch beeinflussbar ist, das heisst Störungen in der Wachstumsperiode für die Behandlung und Prophylaxe noch zugänglich sind. Der richtige Zeitpunkt darf nicht verpasst werden. Beim ausgewachsenen Körper sind Korrekturen der Haltung viel schwieriger, wenn nicht verunmöglicht.

Vor der Besprechung der psychologischen Hintergründe jugendlicher Haltung und Fehlhaltung seien einige Bemerkungen zur sogenannten «normalen» Haltung angebracht.

Bereits beim Rückengesunden gibt es verschiedene Normalhaltungen; sogenannte «schlechte» Haltungen sind während des ganzen Wachstums zu beobachten. Es wurde nachgewiesen, dass die Körperhaltung sehr unstabil ist. Genaue Untersuchungen ergaben, dass 93 Prozent der gesunden Menschen eine bestimmte Haltung nicht länger als eine Minute beibehalten können.

Man spricht von einer guten oder schönen Haltung je nach dem Eindruck, die sie auf den Beschauer macht. Eine nachlässige Haltung ist für den Jugendlichen völlig normal, Erwachsenen, besonders den Eltern, aber ein Dorn im Auge. Dennoch ist eine aufrechte «schöne» Haltung aus medizinischen Gründen erstrebenswert, denn ein Rundrücken aus

Nachlässigkeit kann zu dauernden Wachstumsschäden an der Wirbelsäule führen.

Immer mehr wird vom «Haltungszerfall» der Jugendlichen gesprochen. Welche Ursachen sind für die in der Tat bedenkliche Rückenhaltung von vielen hochaufgeschossenen Jugendlichen verantwortlich? Zunächst ist darauf hinzuweisen, dass die Haltung der Jugendlichen einem Wandel der Zeit unterworfen ist. Galten früher aufrechter Gang und stramme Haltung als besonders schön und erstrebenswert, so sind diese heute eher verpönt. Die Haltung der modernen Jugend ist «lässig». Dieser Ausdruck ist doppelsinnig, er ist mit «nachlässig» verwandt und steht für das allgemeine Gehabe wie für die Kleidung. Er gehört in den Wortschatz der Jungen und gibt auch ihre innere Verfassung treffend wider. Als weiterer Grund für die «schlechte» Haltung muss die puberale Verstimmung erwähnt werden, die in diesem Lebensabschnitt sehr häufig ist. Sie äussert sich in Weltschmerz und Langeweile und ist gepaart mit einem dumpfen Gefühl der Sinnentleerung des Daseins. Es fehlen echte Vorbilder und klare Ziele, beides für die Identitätfindung notwendig. Dazu kommen persönliche Konflikte. Entwurzelte, vater- oder heimatlose Jugendliche neigen eher zu einem Rundrücken als diejenigen mit einer starken Vaterfigur im Hintergrund. Auch ein starkes Vaterland im Rücken ist für die Haltung des Menschen bedeutsam.

Ein weiterer wichtiger Faktor ist das rasche und gesteigerte körperliche Wachstum. Es führt zu einem Missverhältnis zwischen äusserer Erscheinung und innerer Reife. Der grossgewachsene Jüngling mit 14 Jahren imponiert bereits als Mann, das vollbusige Mädchen desselben Alters als erwachsene Frau.

Von diesen Jugendlichen kann gesagt werden, dass sie *ihrem Gewachsensein nicht gewachsen* sind. Im Gegensatz hierzu zeigt der kleingewachsene junge Mensch oft eine besonders gerade Haltung.

Die meisten der erwähnten Fehlhaltungen führen nicht zum Arzt, es sei denn, dass sich die Eltern Sorgen machen. Ältere Jugendliche allerdings kommen in den letzten Jahren vermehrt in die ärztliche Sprechstunde, wenn sie besondern Anforderungen, zum Beispiel dem Militärdienst, entgegensehen und sich entweder nicht dazu fähig fühlen oder sich entziehen möchten. Oft handelt es sich weniger um Drückebergerei, als um Initiationsängste, die nach bestandener Leistung völlig verschwinden. Sie stellen dem Arzt besondere diagnostische und psychologische Aufgaben.

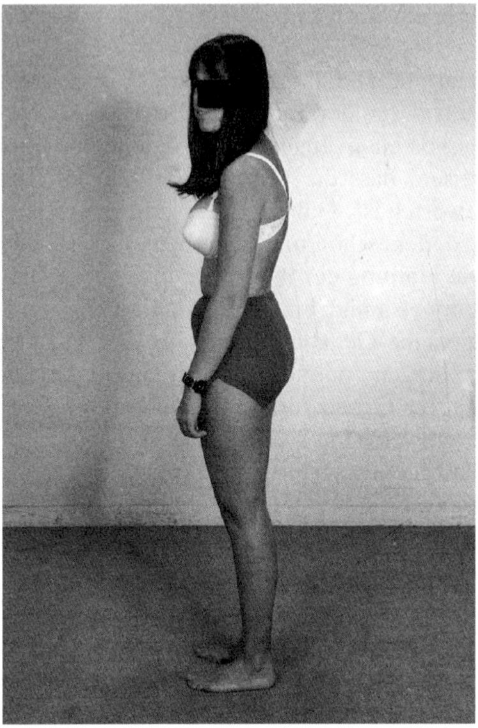

Abbildung 7: «Die Jugendlichen sind ihrem Gewachsensein nicht gewachsen»

Ein grosses Problem bilden die Fehlformen beziehungsweise Formanomalien der Wirbelsäule, wie zum Beispiel die Verkrümmungen und Buckelbildungen (Skoliosen).

Glücklicherweise haben sie durch das weitgehende Verschwinden der Kinderlähmung an Häufigkeit abgenommen. Aus solchen Erkrankungen kann sich ein vermindertes Selbstwertgefühl mit depressiven Verstimmungen ergeben, die erkannt und behandelt werden müssen. Erfahrungsgemäss haben diese Menschen geringere Heiratschancen als Gesunde. Die moderne Wirbelsäulenchirurgie leistet hier mit ihren Aufrichte- und Korrekturoperationen nicht nur in ästhetischer und mechanischer, sondern auch in psychologischer Hinsicht einen überaus segensreichen Beitrag.

Schliesslich sei auf die Haltung des debilen Menschen hingewiesen. Bei ihm ist eine Rückenfehlform beinahe immer vorhanden, bedingt durch die mangelnden intellektuellen Impulse zur Aufrichtung.

Ein Wort noch zur Scheuermannschen Wachstumsstörung, einer Erkrankung der Wirbelsäule im Wachstumsalter, die oft diagnostiziert, jedoch ebenso häufig überbewertet wird. Von Ausnahmefällen abgesehen, hat sie bei gut trainierter, kräftiger Rückenmuskulatur keinen Einfluss auf die körperliche Leistungsfähigkeit. Nicht selten hat aber diese Diagnose eine negative Wirkung auf den Betroffenen, der seinen «schwachen Rücken», seinen «Scheuermann» das ganze Leben mit sich herumschleppt.

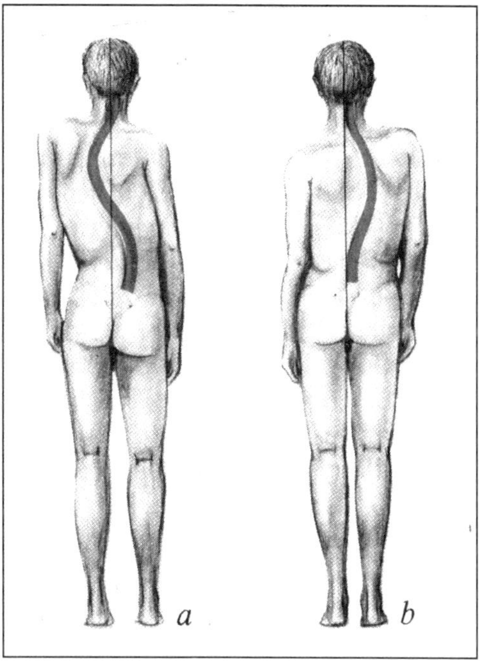

Abbildung 8: Skoliosen[2]
a Statische Skoliose bei Beckenschiefstand
b Angeborene Skoliose

[2] Aus: Mielke, W.: Gelenk- und Wirbelsäulenrheuma. Eular, Basel 1987

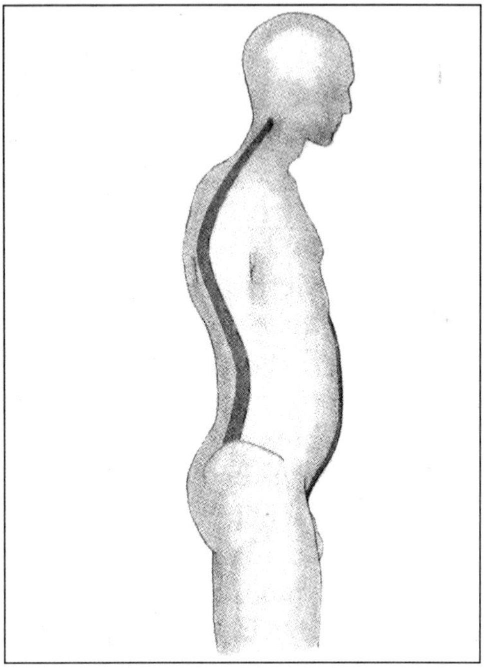

Abbildung 9: Rundrücken bei Morbus Scheuermann[2]

2.3 Die Haltung des Erwachsenen

Der erwachsene Mensch hat gelernt, im Leben Haltung zu bewahren. Er ist sich der psychologischen Wirkung seiner Körperhaltung bewusst. Genauso, wie er seine Mimik zu beherschen weiss, bemüht er sich um eine situationsgerechte oder zweckdienliche Haltung. Sie ist also nicht mehr allein psychisch, sondern zudem intellektuell bedingt. Nur wenn er sich nicht beobachtet fühlt oder bei Nachlassen der geistigen Fähigkeiten infolge Ermüdung oder unter Medikamenten tritt das unverfälschte äussere Haltungsbild in Erscheinung. Aus diesem Grund kann das äussere Erscheinungsbild des erwachsenen Menschen nicht immer als Ausdruck seiner inneren Haltung gewertet werden. Der Depressive, welcher seine Gemütsverfassung zu verbergen sucht, kontrolliert Gang und Haltung. Es gibt auch ein Imponiergehabe eines Menschen, der einen besonderen Eindruck auf seine Umwelt machen möchte. Man ist versucht zu sagen, je differenzierter der Mensch sei, desto besser spiele er in Mimik und Haltung seine Rolle auf der Bühne des Lebens.

2.4 Die Haltung des greisen Menschen

Der alternde Mensch geht im allgemeinen zunehmend gebückt. Ausnahmen bestätigen die Regel. Auch im letzten Lebensabschnitt zeigt sich die Einheit von Geist, Seele und Körper. Die Last eines langen Lebens liegt auf dem Menschen, man spricht von der «Bürde des Alters». Mit der Abnahme der intellektuellen Fähigkeiten schwinden die Impulse zur aufrechten Haltung. Wo geistige Beweglichkeit mit guter Haltung gepaart ist, spricht man gerne von «jugendlicher Frische». Natürlich spielen degenerative Knochenveränderungen, besonders der abnehmende Kalkgehalt, eine wesentliche Rolle bei der Greisenhaltung. Sie sind jedoch nicht einzige Ursache. Ein noch einigermassen sinnerfülltes Alter kann für die innere und äussere Haltung entscheidend sein.

3. Der Rücken

Wer hat nicht schon in seinem Leben Rückenschmerzen gehabt? Rükken- und Nackenbeschwerden gehören zu den häufigsten rheumatischen Beschwerden. Die Ursachen sind überaus mannigfaltig. Die bekanntesten sind Bandscheibenschäden, der gefürchtete «Hexenschuss» und die Nackensteife beziehungsweise die «Halskehre».

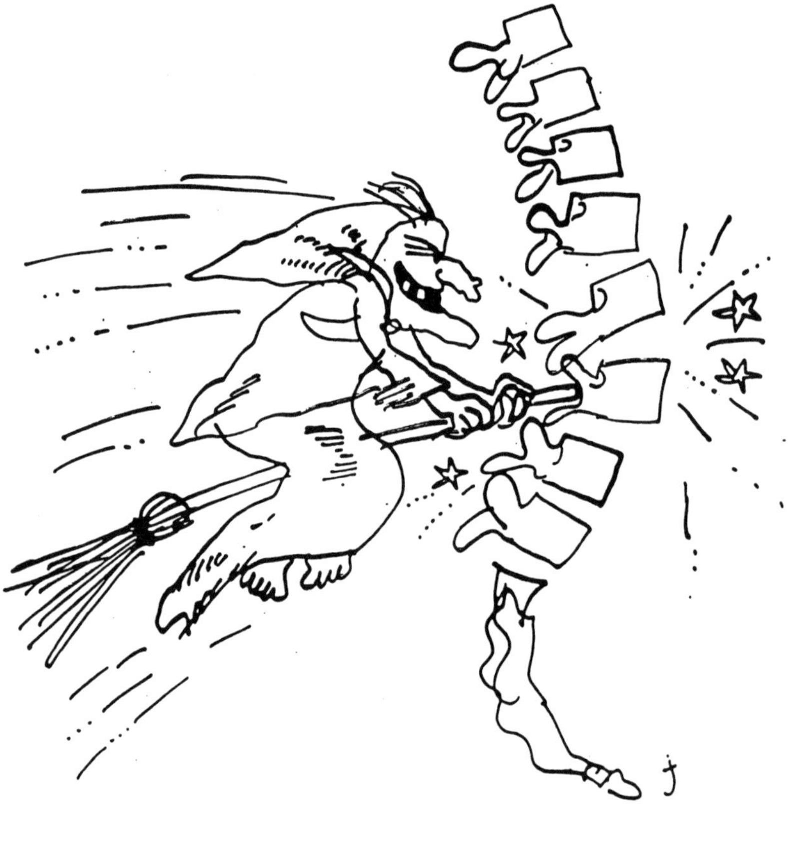

Abbildung 10: «Hexenschuss»

Die Vielfalt der möglichen Ursachen von Rückenschmerzen bedingt eine genaue Abklärung unter Einsatz aller technischen Mittel. Die Ursachen liegen aber nicht nur in der Wirbelsäule, den Bandscheiben und Rückenmuskeln. Erkrankungen der Lunge, des Herzens, der Bauch- und Genitalorgane können Schmerzen im Rücken erzeugen. Abnützungen an Wirbeln und Bandscheiben sind normale Altersprozesse und müssen nicht unbedingt Schmerzen verursachen. Ihre Bedeutung im Krankheitsgeschehen wird oft überschätzt.

In vielen Fällen stimmen die Beschwerden und Schmerzen mit den körperlichen Untersuchungsbefunden nicht überein. Oft finden sich Schäden an der Wirbelsäule ohne Schmerzen, umgekehrt wird über Rückenschmerzen geklagt, ohne dass entsprechende Ursachen festgestellt werden können. Vielfach ist eine monate- bis jahrelange Langzeitbeobachtung notwendig, um langsam auftretende Erkrankungen nicht zu übersehen. Eine voreilige «psychosomatische Etikettierung» ist unheilvoll, da sie den klinischen Blick verstellt.

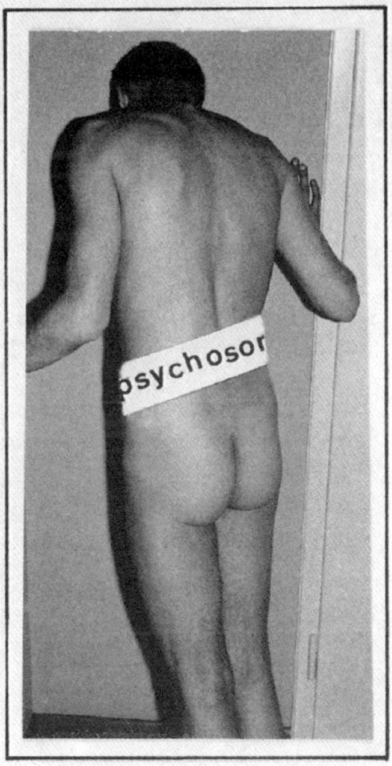

Abbildung 11: Die Gefahr einer voreiligen psychosomatischen «Etikettierung»

Eine 64jährige Frau erlitt vor vielen Monaten einen Sturz, worauf Kreuzschmerzen auftraten. Diese liessen nicht nach, weshalb sie verschiedene Ärzte konsultierte. Eine sichere Ursache konnte nicht festgestellt werden; mit ihren etwas dramatisch vorgebrachten Beschwerden verärgerte sie einige ihrer Ärzte. Schliesslich jedoch stellte sich heraus, dass die Kreuzschmerzen durch eine Metastase (Ableger) ihres bis dahin nicht erkannten Lungenkrebses bedingt waren.

Auf der andern Seite ist es wahrscheinlich ebenso häufig, dass der Arzt sich und seinen Patienten mit belanglosen Befunden im Röntgenbild beruhigt und mit seinem Aha-Erlebnis und dem Zeigefinger an der hell erleuchteten Röntgenaufnahme an der psychischen Ursache des Beschwerdebildes vorbeisieht:

Der Mensch wird an einem Zäckchen seines eigenen Skeletts aufgehängt

Abbildung 12

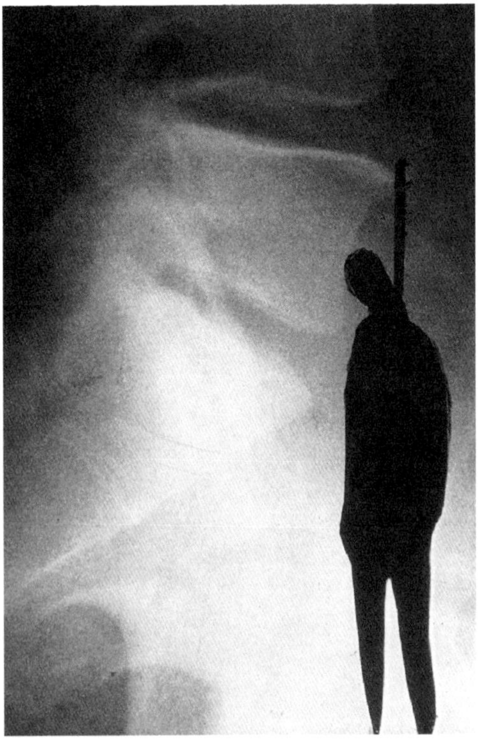

Abbildung 13

Solchermassen fixierte Rückenschmerzen werden vom Patienten mit der genauen Wirbel- oder Bandscheibenzahl von Arzt zu Arzt herumgetragen und sind oft kaum mehr wegzubringen.

3.1 Der Rücken und die Psyche

Was heisst psychische oder emotionale Ursachen von Rücken- beziehungsweise Nackenschmerzen? Wie bereits im vorangehenden Kapitel über den Schmerz ausgeführt wurde, kann ein Schmerz, also auch der Rückenschmerz, seelisch bedingt sein, ohne dass sich der Patient dessen bewusst ist. Der Schmerz hat Symbolcharakter, das heisst er äussert sich stellvertretend für einen seelischen Vorgang. Viele Organe haben zwei Aspekte, einen anatomisch-physiologischen und einen symbolischen. Das Herz zum Beispiel ist sowohl mechanische Blutpumpe als auch symbolischer Sitz für die Liebe. Der Magen ist Verdauungsorgan, aber auch Ort, wo etwas im übertragenen Sinne «nicht verdaut» werden kann. Der Mensch möchte «aus der Haut fahren», wenn ihn etwas besonders ärgert. Ein Kind kann seine Angst mit Durchfall ausdrücken, es hat «Schiss». Es gibt viele solcher aussagekräftiger Redensarten von psychosomatischer Bedeutung.

3.2 Die Faust im Nacken

Durch die aufrechte Haltung des Menschen ist die Nackenregion beziehungsweise die Halswirbelsäule für Störungen anfällig; deshalb finden sich sehr oft und bereits in jugendlichem Alter Veränderungen an der Halswirbelsäule, die zu Schmerzen Anlass geben. Gefürchtet ist die «Halskehre», eine akute, schmerzhafte Blockierung des Nackens, die im allgemeinen aber relativ rasch wieder abklingt. Zahlreiche moderne Berufe, wie Arbeiten mit langdauernder gleichmässiger Haltung, zum Beispiel am Bildschirm, sind ebenfalls für Nackenschmerzen verantwortlich. Nicht immer können jedoch solche berufsbedingten Ursachen angeführt werden. Die schmerzhafte Verspannung der Nackenmuskulatur ist ebenso häufig Ausdruck seelischer Verspannung. Das Bild der «Faust im Nacken» dürfte anschaulich genug sein.

Die Nackenregion ist eben mit der Kopfhaltung und der menschlichen Mimik aufs engste verbunden. Sie ist in jede psychische Gestimmtheit miteinbezogen. Die Sprache weist darauf hin, wenn sie ausdrückt, dass der Mensch sich «behauptet», dass er das «Haupt hoch trägt». Diese

«Be-Haupt-ung» wird, solange sie zum normalen täglichen Leben gehört, nicht zum psychosomatischen Nackenschmerz führen. Erst wenn ein psychischer Konflikt die Behauptung erschwert und diese nur durch eine zusätzliche Willensanstrengung möglich wird, kommt es zum psychosomatischen Schmerz. Ausdrücke wie «Hartnäckigkeit» und «Halsstarrigkeit» bezeugen in übertragenem Sinne die Richtigkeit dieser Vorstellung.

Ein 35jähriger Grafiker, Vater zweier kleiner Kinder, verbarg hinter seinem freundlichen äusseren Wesen die Angst um seine Ehe, die wegen einer Beziehung seiner Frau zu einem anderen Mann gefährdet war. Er litt an chronischen Nackenschmerzen, die erst dann zurückgingen, als er sich deren Zustandekommen bewusst wurde und eine Lösung des Konflikts möglich machte.

Eine 26jährige Sekretärin litt ebenfalls an hartnäckigen Nackenschmerzen. Hinter ihrer hübschen Erscheinung trug sie einen schweren seelischen Kampf aus, seitdem sie zu ihrem Verlobten keine erotischen Gefühle mehr aufbrachte. Sie sah der bevorstehenden Heirat ängstlich entgegen und wagte nur aus Rücksicht auf ihren Partner und die Familie nicht, die Verlobung aufzulösen.

Typisch ist, dass sich solche Patienten nichts anmerken lassen wollen. Sie möchten ihr Gesicht wahren und kompensieren ihre wahren Gefühle mit einem «keep smiling». Die Fassade wird aufrecht erhalten.

Emotional erschwerte Be-Haupt-ung
hartnäckiges Wahren des Gesichts

Abbildung 14: Psychosomatischer Nackenschmerz (Zervikalgie)

3.3 Das Kreuz mit dem Kreuz

Kreuzschmerzen stellen dem praktischen Arzt, Rheumatologen und Orthopäden die grössten diagnostischen und therapeutischen Schwierigkeiten. Der Patient mit dem Kreuzschmerz ist nicht selten das Kreuz des Arztes, weil sich in der Kreuzgegend Schmerzen verschiedenster Ursachen finden. Am häufigsten ist die gefürchtete «Bandscheibe». Die Kreuzgegend ist einer der Mittelpunkte, wo sich die Senkrechte der Wirbelsäule mit der Horizontalen des Beckens überschneiden. Indem sich der Mensch im Verlaufe der Jahrtausende aufgerichtet hat, zum Homo erectus wurde, erwies sich diese Körperregion als besonders anfällig.

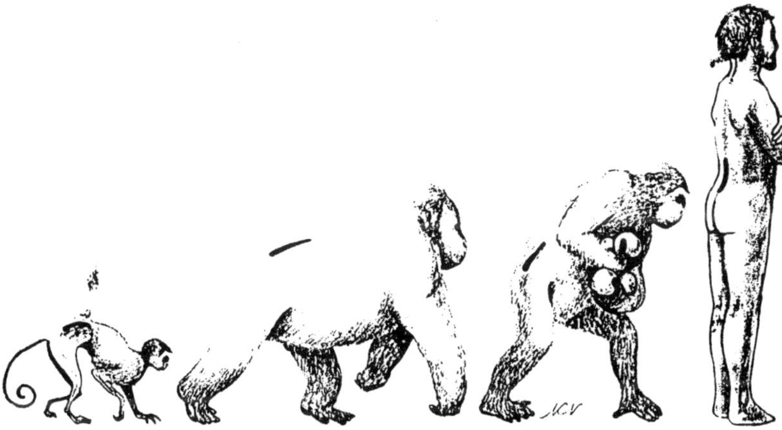

Abbildung 15: Vom Vierfüsslergang zur aufrechten Haltung.[3]

Es finden sich hier häufig Abweichungen im Skelettbau oder Abnützungserscheinungen an Wirbeln und Bandscheiben, deren eigentlicher Krankheitswert nicht immer abzuschätzen ist.

Wie bereits erwähnt, können Kreuzschmerzen aber auch Frühsymptome einer anderen Erkrankung sein, z. B. im Bauchraum. Sie erfordern deshalb eine besonders genaue ärztliche Abklärung.

[3] Aus: Mielke, W.: Gelenk- und Wirbelsäulenrheuma. Eular, Basel 1987

Kreuzschmerzen sind aber in vielen Fällen Ausdruck einer langdauernden psychischen Überbelastung. Die Unsicherheit oder das Unvermögen, beruflichen oder familiären Ansprüchen zu genügen, führen zu einer übertriebenen Spannung der Kreuzmuskulatur. Solche Patienten zeichnen sich nicht selten durch ihre Unfähigkeit aus, inneren und äusseren Schwierigkeiten mit Gelassenheit zu begegnen. Oft sind chronische Kreuzschmerzen Ausdruck der Frustration und des Unbefriedigtseins. Beim Mann sind sie nicht selten eine unbewusste Manifestation des Versagens in seinem Beruf oder in seiner Männlichkeit. Der Zusammenhang mit sexuellen Störungen wird erst im vertieften ärztlichen Gespräch, das auch das Intimleben nicht ausklammert, klar. Verraten nicht auch die erotischen Bewegungen in Gang und Tanz und Ausdrücke wie der «Lendenlahme» oder «Lendenstarke» die engen Beziehungen zwischen der Kreuzgegend und der Sexualität?

Psychische Überbelastung
Sprunghaftigkeit
Frustration, besonders bei gestörter Sexualität

Abbildung 16: Psychosomatischer Kreuzschmerz (Lumbalgie)

Ein 37jähriger Mann war seit zwei Jahren wegen Kreuzschmerzen arbeitsunfähig. Alle Behandlungen, wie Badekuren, Spitalaufenthalte, Tragen eines Stützmieders hatten zu keiner Besserung geführt. Der verschlossene Mann äusserte sich nur in Briefen über seine Beschwerden und sein Leben. Nachdem er einiges Vertrauen zu mir gewonnen hatte, schrieb er in einem seiner Briefe an mich den folgenden Satz, der die ganze Situation beleuchtete: «Herr Doktor, ich brauche eine moralische Stütze, sonst bin ich erledigt und handle kurzschlussartig, denn jetzt weiss ich nicht mehr weiter mit meiner Frau.» Diesem Mann, der in Beruf und Ehe völlig versagt hatte, konnte selbstverständlich mit einer Rückenstütze aus Leder und Stahl nicht geholfen werden. Schliesslich wurde eine psychiatrische Untersuchung notwendig. Die Beurteilung lautete: «Vorwiegend psychogen bedingte Rückenbeschwerden bei einer infantilen, debilen Persönlichkeit und neurotischer Persönlichkeitsentwicklung mit starken demonstrativen Zügen.»

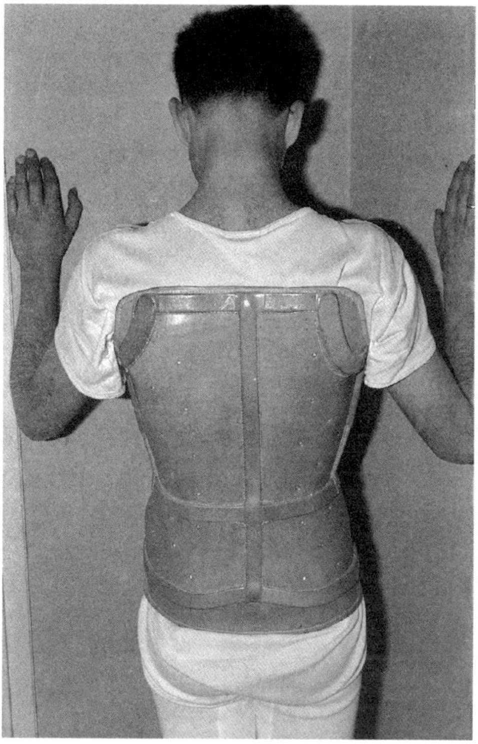

Abbildung 17: «Herr Doktor, ich brauche eine moralische Stütze»

Die psychiatrische Begutachtung kam aber erst in einem Zeitpunkt, da die Kreuzschmerzen längst fixiert waren. Es soll später in diesem Buch bei der Besprechung von Arbeitsunfähigkeit, Invalidität und Rentenfragen darauf eingegangen werden, ob nicht eine frühere psychische Betreuung dem Krankheitsverlauf eine andere Richtung gegeben hätte.

Zwischen dem oberen und dem unteren Kreuz (Nacken- beziehungsweise Lendenbereich) findet sich der Rückenabschnitt der Brustwirbelsäule. Die äussere Erscheinung des Menschen wird weitgehend durch diesen Teil geprägt. Hier widerspiegelt sich der emotionale Zustand am deutlichsten. Trauer, Verzweiflung und Mutlosigkeit lassen den Menschen in sich zusammensinken, zeichnen ihn durch seinen gebeugten Rücken. Dies kann zu Rückenschmerzen führen. Im Gegensatz dazu kommt es zu Schmerzen, wenn kompensierend eine zwanghafte, betont aufrechte Haltung eingenommen wird, zum Beispiel beim Imponiergehabe, mit dem viele Menschen ihre innere Unsicherheit zu verbergen suchen.

Trauer, Verzweiflung, Mutlosigkeit oder kompensierende aufrechte Zwangshaltung

Abbildung 18: Psychosomatischer Rückenschmerz (Dorsalgie)

4. Der Schulter-Arm-Hand-Schmerz

Auf die zahlreichen Ursachen von Schulter-Arm-Hand-Schmerzen kann im Rahmen dieses Buches nicht eingegangen werden. Es soll nur kurz darauf hingewiesen werden, dass sie sehr häufig von der Halswirbelsäule ausgehen. Man spricht dann vom Nacken-Schulter-Arm-Syndrom. Ferner strahlen Erkrankungen im Brustraum, z. B. des Herzens oder der Lunge, nicht selten in die Arme aus. Bekannt ist der vor allem linksseitige Armschmerz bei Angina pectoris. Schmerzen in der rechten Schulter können auch von Gallensteinen ausgelöst werden; dabei weiss jedoch der Patient gar nicht, dass er Gallensteine hat.

Aus psychosomatischer Sicht ist der Schulter-Arm-Schmerz im Rahmen des Aggressionsgeschehens zu betrachten. Wie die folgenden Beispiele zeigen, kann dieser Schmerzzustand Ausdruck einer Aggressionshemmung sein. Der bedrängte Mensch ist nicht fähig, sich zu wehren, sich im Leben «durchzuboxen».

An einem Pfingstmontagmorgen erwachte das 17jährige Mädchen mit einer rechtsseitigen Armlähmung und kam tags darauf als Notfall in die ärztliche Sprechstunde. Die neurologische Untersuchung ergab eine schlaffe Lähmung, eine sogenannte Pseudoparese. Auf Befragung gab die Patientin an, sie habe die Pfingsttage im schönen Haus ihres Freundes verbracht. Dessen Eltern hätten gehofft, sie könne den Sohn von seinen Motorrad-Kollegen fernhalten. Als diese am Sonntagabend anbrausten, um ihren Freund abzuholen, versuchte sie, sich ihm in den Weg zu stellen, was ihr eine Ohrfeige eintrug. In der darauffolgenden Nacht habe sie im Traum zurückschlagen wollen, jedoch realisiert, dass sie dem Freund nicht gewachsen war; ihr Schlag sei im Ansatz stecken geblieben. Am nächsten Morgen erwachte sie dann mit dem pseudogelähmten rechten Arm.

Ein 40jähriger Mann litt seit einigen Monaten an zunehmenden und allen Behandlungen trotzenden Schmerzen im rechten Arm, die zur weitgehenden Blockierung der rechten Schulter führten. Die Lebensgeschichte brachte eine schwere Konfliktsituation zutage: Die geliebte Ehefrau, Mutter seiner 11jährigen Tochter und Seele des gemeinsamen Coiffeursalons, unterhielt seit langer Zeit ein Verhältnis zu einem anderen Mann und äusserte die Absicht, den Ehemann zu verlassen. Dieser, um seine Ehe und seine Existenz bangend, plante seither, den Nebenbuhler und sich umzubringen. Nur durch seinen Schmerz wurde er von der Ausführung seiner Tat abgehalten. Nachdem die Konfliktsituation aufgedeckt und gelöst werden konnte, verschwanden die Schmerzen. Die schmerzhafte Aggressionshemmung war in diesem Fall imstand, den Betroffenen vor grösserem Unheil zu bewahren.

Wie diese Beispiele zeigen, bedingt das Zusammenleben Erregungen, die nicht immer ausgelebt, sondern unterdrückt werden müssen.

Die unterdrückte Aggression, aber auch die unterschwellige Angst führen oft infolge der erhöhten Muskelspannung im Arm, speziell im Unterarm, zu dem gefürchteten Ellbogenschmerz, bekannt unter dem Namen «Tennisellbogen», wobei längst nicht alle Betroffenen Tennis spielen. Zum Symbol von Zorn und Wut gehört der gespannte Arm und die geballte Faust. Nicht umsonst spricht man von der «Faust im Sack» und meint damit die ohnmächtige Wut. Derart gespannte Menschen sitzen auch in Ruhe mit geschlossenen Fäusten da und halten sich krampfhaft an den Stuhllehnen fest.

Gehemmte Aggression: Wut, Zorn

Symbol: geballte Faust

Abbildung 19: Psychosomatischer Armschmerz (Brachialgie)

Die 36jährige italienische Fabrikarbeiterin führte ihre seit zehn Monaten bestehenden Ellbogenschmerzen auf zwei Bagatellunfälle zurück. Sie war seither arbeitsunfähig. Ihre Leidensgeschichte deckte eine wahre Tragödie auf: Während zwölf Jahren war sie mit einem Landsmann befreundet und hoffte auf eine Heirat. Der Mann hatte sie im Glauben gelassen, unverheiratet zu sein, was nicht der Fall war. Als sie die Wahrheit erfuhr, gab sie nach langem inneren Kampf die aussichtslose Bindung auf, dafür trat der Armschmerz auf. Sie hätte reinen Tisch machen wollen, was sie mit der typischen Handbewegung unterstrich. Erst als ihr dies gelang und sie die Zusammenhänge erkannte, kam es zur Heilung.

Verdrängte Aggression, aufgestaute Konfliktspannung und Selbstunsicherheit führten bei einer 35jährigen Hausfrau zu immer wiederkehrenden rechtsseitigen Unterarmschmerzen. Sie konnte ihre Unverträglichkeit mit Mann und Sohn nicht anders als mit körperlichen Schmerzen im Arm austragen.

Die frühzeitige Diagnose und Behandlung ersparte einer 22jährigen Studentin unnötiges Leiden. Seit Monaten litt sie an beidseitigen Unterarmschmerzen, die auch durch Ruhigstellung in Gipsschienen nicht beseitigt werden konnten. Das Gespräch ergab, dass die Patientin, aufgewachsen in einer religiösen und leistungsorientierten Familie, wegen der Schmerzen das begonnene Lehrerseminar nicht weiter besuchen konnte. Ihr Konflikt lag in der Beziehung zu einem jungen Studenten, in welcher der jungfräulichen Partnerin sexuelle Praktiken zugemutet wurden, die ihr zutiefst zuwider waren. Der einzige Ausweg eröffnete sich ihr in den Unterarmschmerzen, die nach einigen aufdeckenden Gesprächen völlig verschwanden.

Der künstlerische Ausdruck der Abwehrhaltung findet sich in der mythologischen Darstellung des Laokoon, der die todbringende Schlange von seinen Söhnen fernzuhalten suchte.

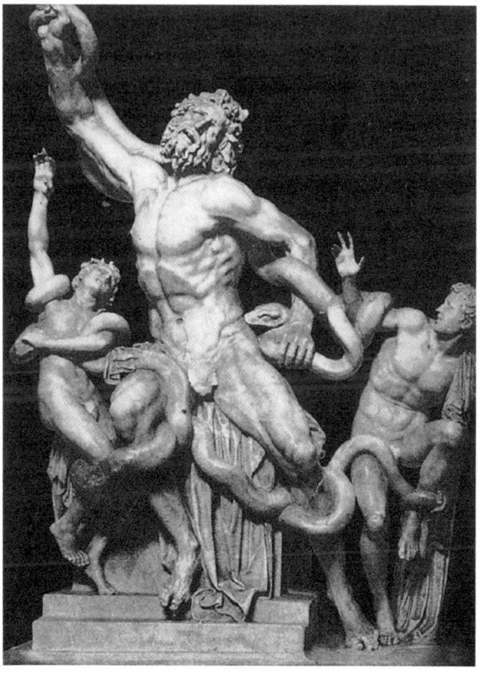

Abbildung 20: Die Abwehr (Laokoon und die Schlange)

«In den Griff bekommen» findet seinen symbolischen Ausdruck in schmerzhaften Störungen der Finger oder der ganzen Hand, wie folgendes Beispiel zeigt:

Die 21jährige Frau litt seit einem Jahr an unklaren Schmerzen in der Hand und sollte deswegen operiert werden. Glücklicherweise fand die Operation nicht statt, denn es zeigte sich, dass hinter dem Beschwerdebild ein schwerer Konflikt bestand. Sie war seit ihrem 17. Lebensjahr mit einem Epileptiker verlobt, der in seinen Dämmerzuständen für Aufruhr sorgte. Da er im übrigen ein liebenswürdiger und anhänglicher Mensch war, stand die Patientin der Beziehung ambivalent gegenüber und wagte nicht, sie zu lösen. Es war ihr nicht möglich, die Situation «in den Griff» zu bekommen.

Sehr treffend spricht der Engländer von «to handle life».

5. Die Beinschmerzen

Auch Beinschmerzen haben verschiedenste Ursachen. Es ist hier nicht der Ort, sie alle zu beschreiben. Überaus häufig sind Schmerzen, die durch Abnützung der Gelenke, Hüfte, Knie, Füsse und Zehen bedingt sind. Darauf werde ich im Kapitel über die Arthrosen zurückkommen.

Bekannt ist der «Ischias», ein vor allem durch eine Bandscheibenschädigung im Bereiche der Lendenwirbelsäule verursachtes Schmerzsyndrom. Störungen der venösen oder arteriellen Blutzirkulation bedingen Schmerzzustände in den Beinen. Im Vordergrund stehen die Krampfadern, die nicht nur wegen der Zirkulationsstörung allein, sondern wegen der beeinträchtigten Ästhetik erhebliche psychische Probleme aufwerfen. Ist die arterielle Durchblutung, zum Beispiel beim gefürchteten Raucherbein, vermindert, so kommt es zur «Schaufenster-Krankheit», das heisst, der Betroffene muss wegen der Beinschmerzen immer wieder stehenbleiben. Damit es nicht auffällt, stellt er sich jeweils vor ein Schaufenster.

Die psychischen Folge- oder Begleiterscheinungen solcher Erkrankungen sind wie erwähnt erheblich, da hierdurch die Lebensqualität leidet. Anderseits werden banale Gelenkgeräusche der Knie oder müde Beine gerne überbewertet und führen den Patienten zum Arzt. Psychische Schwierigkeiten können dabei eine Rolle spielen. Ich möchte wiederum auf sprachliche Ausdrücke hinweisen wie «nicht mit beiden Beinen auf der Erde stehen», «nicht Fuss fassen können», «schwache Knie bekommen». Bei Gastarbeitern oder Entwurzelten müsste dies berücksichtigt werden. Vielleicht dürfte auch dem «Fehltritt» des Menschen eine psychosomatische Bedeutung zukommen. Die Skala der psychogenen Erkrankungen reicht von funktionellen Gelenkschmerzen bis zu Gangstörungen.

«Nicht mit beiden Beinen auf der Erde stehen»
«Nicht Fuss fassen können»
«Schwache Knie bekommen»

Abbildung 21: Psychosomatische Beinschmerzen

Ein Kinderpsychiater erzählte mir, dass er wegen Knieschmerzen der Einladung zur Hochzeit seines Bruders nicht Folge leisten konnte. Der Gang zu diesem Anlass war ihm peinlich und zuwider, da er seinem Bruder seit Jahren entfremdet war. Am Tag vor der Abreise trat eine akute Entzündung in beiden Knien im Rahmen seiner Bechterewschen Erkrankung auf, die ihn gehunfähig machte. Drei Tage später war der Schmerzschub vorbei.

Nach Angaben von orthopädischen Chirurgen wären viele Operationsresultate besser, würde den psychologischen und psychosozialen Gegebenheiten jeweils vermehrt Rechnung getragen.

Psychosomatische Schmerzen in mehreren Gelenken der oberen und unteren Extremitäten können Anlass zu diagnostischen Schwierigkeiten geben, weil an den Gelenken selbst kein krankhafter Befund erhoben werden kann.

Dies war der Fall bei einem 28jährigen Algerier, der über Schmerzen in allen Gelenken klagte. Das laute Gelenkknacken erschien ihm als sicheres Krankheitszeichen. Jahrelang hatte er früher beschwerdefrei Militärdienst in der Sahara geleistet. Ausser einem Zwölffingerdarmgeschwür war er nie krank gewesen. Der objektive Untersuchungsbefund – inklusive Röntgen und Labor – war unauffällig. Der schliesslich hinzugezogene Psychiater äusserte sich in seinem Bericht folgendermassen: «Der psychische Zustand war der einer geradezu ›brutalen Verzweiflung‹. Es erschien, als ob der Patient die ganze Aggressivität, die er hätte benutzen können, um sich bei seinen guten Voraussetzungen einen angenehmeren Platz an der Sonne zu schaffen, gegen sich selbst aufgeboten hätte. Inhaltlich standen Schuldgefühle seiner Frau gegenüber, von der er sich scheiden liess, beziehungsweise die er nach arabischem Brauch verstossen hatte, und ein extrem schlechtes Gewissen gegenüber seiner ganzen Familie im Vordergrund. Er zog es vor, sich selbst zu malträtieren, als den Weg in eine ›schuldbeladene Freiheit‹ zu wählen. Dies hat sich im Verlauf von zehn Behandlungen erfreulich geändert: Die körperlichen Schmerzen sind ganz im Hintergrund und treten nur noch gelegentlich auf, in besser definierbaren und verständlichen Situationen. Er scheint auf dem Weg zu sein sich aus seinem rassisch und kulturell geprägten Teig zu lösen.»

Zusammenfassend kann gesagt werden, dass der psychosomatische Schmerz verschiedene Bedeutungsinhalte haben kann. Zum Beispiel wird er als Appell, Krücke oder als Waffe eingesetzt. Meistens handelt es sich dabei um unbewusste psychische Vorgänge.

Psychorheumatische Schmerzzustände		
Appell		
	Krücke	
		Waffe

Abbildung 22: Bedeutungsinhalte des Schmerzes

6. Das «Alles-tut-weh-Syndrom»

Diese Schmerzkrankheit, medizinisch als Fibromyalgie oder Generalisierte Tendomyopathie (früher «Fibrositis») bezeichnet, stellt eine häufige rheumatische Erkrankung dar. Trotz ihrer Häufigkeit wird sie oft verkannt, wodurch die Betroffenen unnötigen diagnostischen und therapeutischen Massnahmen ausgesetzt werden. Die grosse Bedeutung dieser Erkrankung rechtfertigt eine ausführliche Besprechung in diesem Buch, weil psychische Faktoren eine entscheidende Rolle spielen.

Die Fibromyalgie gehört in das Gebiet des funktionellen Weichteilrheumatismus.

Das Beschwerdebild ist das Resultat von Funktionsstörungen
Die Funktionsstörungen beruhen nicht auf organischen Veränderungen
Die Syndrome werden durch emotionelle Vorgänge ausgelöst und unterhalten

Abbildung 23: Funktionelle Syndrome [4]

Es ist ein Schmerzsyndrom, bei dem die Schmerzen vor allem im Schulter- bzw. Beckengürtel lokalisiert sind. Es finden sich schmerzhafte Druckpunkte in der Muskulatur und an den Sehnenansätzen rings um die Gelenke der oberen oder unteren Extremitäten. Typisch sind auch Schmerzen im Bereiche der Kiefergelenke und der Kaumuskulatur.

Begleitsymptome der Erkrankung sind neben allgemeinen Krankheitserscheinungen wie Müdigkeit, Schlafstörungen und Wetterfühligkeit eine Reihe anderer funktioneller Störungen. So geben die Patienten häufig Migräne, Herz- und Atembeschwerden sowie Magen-Darm-Stö-

[4] Von Uexküll, Th.: Funktionelle Syndrome in der Inneren Medizin. In: Von Uexküll, Th. (Hrsg.): Lehrbuch der Psychosomatischen Medizin, 455, (Urban & Schwarzenberg, München 1979)

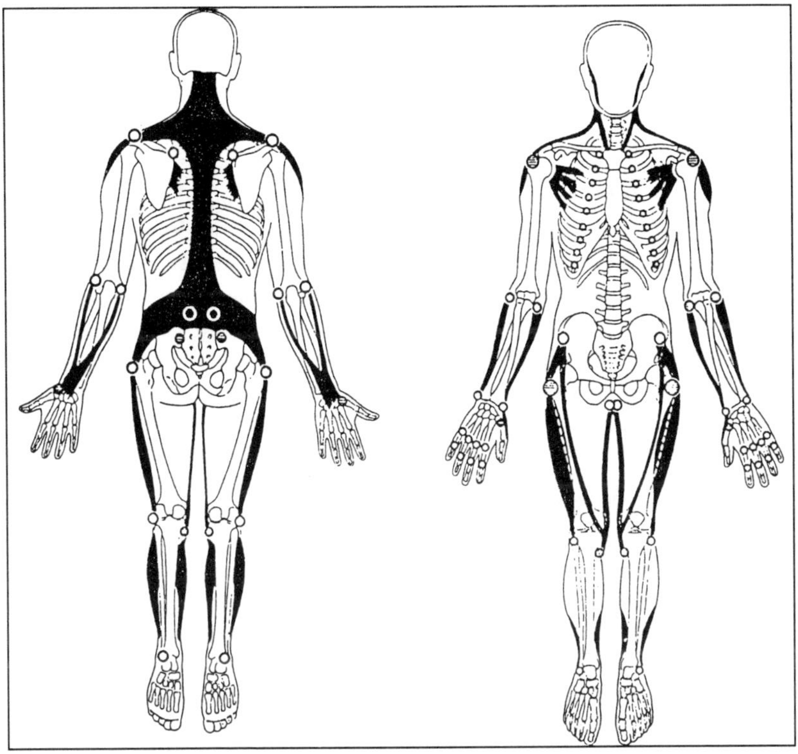

Abbildung 24: Das «Alles-tut-weh-Syndrom»
schwarz: Druckschmerzpunkte

rungen an. Bei Frauen können Störungen und Schmerzen im Rahmen des Monatszyklus auftreten, was nicht selten zu überflüssigen Operationen Anlass gibt.

Weitere Begleitsymptome sind vegetative Störungen in Form von unregelmässigem Puls, Zittern, kalten Händen und Füssen und übermässiger Schweissbildung.

Frauen in den Wechseljahren sind häufiger betroffen als Männer. Die Erkrankung kann aber auch in früherem Alter beginnen. Es sind keine engen Grenzen gesetzt.

Psychische Störungen finden sich beinahe immer, sei es in Form von chronisch-depressiven Verstimmungen oder Neurosen. Die Beziehungen in Familie und Beruf sind meist beeinträchtigt.

In höherem Alter geht die Krankheit zurück, wahrscheinlich deshalb, weil im späteren Lebensabschnitt körperliche Erkrankungen die funktionellen Störungen verdrängen.

Beschwerden:

– Alles-tut-weh-Syndrom	**für mehr als 3 Monate**
– Chronische Müdigkeit	**für mehr als 3 Monate**
– Verminderte Belastbarkeit	**für mehr als 3 Monate**
– Schlafstörung	**für mehr als 3 Monate**

- **Wetterempfindlichkeit**
- **Wärmebedürfnis**
- **Psychovegetative Störungen**

Klinische Merkmale:

- **Druckschmerz an Sehnenansätzen**
- **Fehlen von Myogelosen**
- **Gute Beweglichkeit von Wirbelsäule und Gelenken**
- **Normale Röntgen- und Laborbefunde**
- **Erfolglose Behandlung**
- **Psychische Störungen: Depression, Ängste, Reizbarkeit**

Abbildung 25: Das «Alles-tut-weh-Syndrom»

Die immer wieder geklagten Beschwerden und Schmerzen müssen selbstverständlich ärztlich genau untersucht und abgeklärt werden. Trotz des Einsatzes aller technischen Hilfsmittel der Röntgen- und Labordiagnostik lassen sich jedoch keine adäquaten Ursachen des Schmerzzustandes erheben. Werden diese negativen Untersuchungsresultate dem Patienten mitgeteilt, fühlt er sich missverstanden, ja, er glaubt, man betrachte ihn als Simulant. Dies ist für ihn umso frustrierender, als seine Schmerzen echt sind, weder simuliert noch aggraviert. Es stellen sich Misstöne im Arzt-Patient-Verhältnis ein, zu denen die ergebnislosen therapeutischen Bemühungen das ihrige beitragen. Verschlimmert wird diese Situation, wenn operative Eingriffe vorgenommen werden und diese ebenfalls keine Besserung bringen.

Folgendes Fallbeispiel möge zur Illustration beitragen:

> Die damals 41jährige Fremdarbeiterin wurde wegen Unterbauchbeschwerden im Jahre 1973 operiert. Drei Jahre später traten Rücken- und Bauchschmerzen auf, die in den folgenden Jahren chirurgisch, urologisch, neurologisch und rheumatologisch genau abgeklärt wurden. Da keine Ursache gefunden werden konnte, wurde zehn Jahre später die Diagnose einer Fibromyalgie gestellt. Ein Jahr danach ergab auch das psychiatrische Gutachten, das wegen der Rentenfrage notwendig geworden war, ebenfalls keine eindeutigen krankhaften Befunde. Wieder ein Jahr später schliesslich fand sich ein Chirurg bereit, die Armschmerzen operativ anzugehen. Auch dies brachte keine Heilung. Elf Jahre nach Beginn der Erkrankung erhielt die Patientin eine Vollrente.

Diese Krankheitsgeschichte zeigt zusätzlich, wie schwierig die Beurteilung der Arbeitsfähigkeit ist, wenn für den Schmerz keine eigentliche Ursache festzustellen ist. Dasselbe Problem stellt sich in Fragen der Berentung solcher Patienten, wobei sich lange nicht alle Begutachter einig sind.

6.1 Die Behandlung des «Alles-tut-weh-Syndroms»

Die Behandlung muss in zwei Gruppen eingeteilt werden. Die eine Gruppe umfasst diejenigen Patienten, bei denen nur das Symptom, das heisst der Schmerz oder die Funktionsstörung behandelt werden kann. Diese Behandlung nennt man symptomatisch. Die Behandlung der anderen Gruppe besteht im Aufdecken des zugrunde liegenden seelischen Konflikts, der zur funktionellen Schmerzkrankheit geführt hat.

6.2 Die symptomatische Schmerzbehandlung

Man könnte diese Behandlung auch als die psychische Ursachen zugedeckt lassende bezeichnen, im Gegensatz zur aufdeckenden, kausalen Therapie (S. 50).

In der Praxis, sei sie allgemeiner oder spezialistischer Art, ist die Schmerzbehandlung erstes Gebot. Es ist, von Ausnahmen abgesehen, grundsätzlich falsch, beim «Alles-tut-weh-Syndrom» primär mit einem psychologisierenden Gespräch zu beginnen. Mit der Behandlung des körperlichen Symptoms fühlt sich der Patient ernstgenommen. Er gewinnt das Vertrauen, auf dem erst ein behutsam geführtes Arzt-Patient-Gespräch beruhen kann. Erfährt jedoch der Arzt vom Patienten, dass alle bisherigen Behandlungen versagt haben, so ist es sicher ratsam, solche nicht zu wiederholen, dem Patienten aber die Gründe hiefür mitzuteilen.

Antirheumatika
Analgetika
Myorelaxantia
Psychopharmaka

Körperorientierte Psychotherapie
Tanztherapie
Autogenes Training

Abbildung 26: Behandlung psychorheumatischer Schmerzzustände (symptomatisch-palliativ)

6.2.1 Antirheumatika (Rheumamittel) und Analgetika (Schmerzmittel)

In diesem Buch kann die klassische Schmerz- und Rheumabehandlung nicht im einzelnen besprochen werden, auch nicht die speziellen Therapieformen wie Lokalinfiltration, physikalische Therapie oder Autogenes Training. Ich möchte hier nur auf einige wichtige Punkte hinweisen, die psychorheumatologisch von Interesse sind. Die Behandlung der Depression, die eine wichtige Rolle spielt beim «Alles-tut-weh-Syndrom», bedarf dagegen einer etwas ausführlicheren Betrachtung. Viele funktionelle Schmerzpatienten haben Schlafstörungen, die stets zu behandeln sind.

Auf die Frage, welches Rheumamittel sich am ehesten eignet, wüsste ich nur die Antwort, dass der Arzt das Medikament aus der Vielzahl wählen sollte, mit dessen Handhabung er am besten vertraut ist und von dem am wenigsten Nebenwirkungen zu erwarten sind. Im allgemeinen bin ich kombinierten Präparaten abgeneigt. Oft sind mir, sofern der Patient keine tiefere Abneigung zeigt, injizierbare Medikamente lieber als Tabletten. Ich bin dann sicher, dass der Kranke die Wirksubstanz tatsächlich erhält. Bei den Tabletten ist man nie sicher, ob sie überhaupt eingenommen werden.

6.2.2 Die Lokalinfiltration

Bei dieser Therapie wird eine schmerzlindernde Substanz am Schmerzpunkt eingespritzt. Sehr oft kann dadurch ein Schmerz erfolgreich behandelt werden, vor allem an bestimmten Stellen der Muskulatur und an den Sehnenansätzen, wie dies gerade beim mehrmals erwähnten Fibromyalgie- bzw. «Alles-tut-weh»-Syndrom der Fall ist.

Rheumasalben oder -gels können solche Behandlungen unterstützen. Die schmerzlindernde Substanz gelangt durch die Haut an das schmerzhafte Gewebe.

6.2.3 Muskelrelaxantien (Muskelentspannende Medikamente)

Da bei psychosomatischen Schmerzzuständen die Muskelverspannung eine grosse Rolle spielt, ist die muskelentspannende Behandlung wichtig. Untersuchungen haben gezeigt, dass gerade bei psychisch bedingten Nacken- und Kreuzschmerzen solche entspannende Medikamente mit Erfolg angewandt werden können, z. B. Valium beim bettlägerigen Patienten, das auch allgemein beruhigend wirkt.

6.2.4 Antidepressiva

Bei der Behandlung mit antidepressiven Medikamenten ist zu bedenken, dass Schmerz, Angst und Depression sehr häufig kombiniert sind. Das eine kann das andere bedingen, das heisst durch Angst und Depression kann Schmerz entstehen und umgekehrt verursacht der Schmerz, speziell der Langzeitschmerz, auch Angst und Depressionen. Das Ganze ist ein Teufelskreis.

Eine erfolgversprechende Behandlung setzt unbedingt eine klare Diagnose voraus. Dies gilt besonders für depressive Zustände, die unterschiedliche Ursachen haben können. Zu diesen gehören

- **Depressionen bei psychischen Störungen (psychogen oder endogen)**
- **Depressionen bei chronischen Schmerzen**
- **Depressionen als Begleitsymptom einer körperlichen Erkrankung**

Abbildung 27: Formen von Depressionen

Es muss deshalb das Ziel des Arztes sein, die Gründe der Depression zu kennen. Der Patient kann Depressionen infolge seiner über längere Zeit bestehenden Schmerzen haben. Depressionen sind oft Begleitsymptom einer körperlichen Erkrankung. Jeder weiss, dass bereits bei einer banalen Grippe depressive Verstimmungen beinahe zum Krankheitsbild gehören. Sie verschwinden, wenn die Krankheit vorüber ist.

Ein Kapitel für sich stellt die endogene Depression dar. Sie gehört ins Gebiet der grossen psychiatrischen Erkrankungen, wobei die Depression ohne äussere Gründe und meist in periodischen Schüben auftritt, gehäuft in zu Depressionen disponierten Familien. Auf dieses Krankheitsbild, das von leichten Verstimmungen bis zum Selbstmord geht, kann in diesem Rahmen nicht näher eingegangen werden.

Nicht unerwähnt seien die depressiven Zustandsbilder, wie sie im Verlauf von medikamentösen Behandlungen auftreten.

In einer grösseren Umfrage bei Schweizer Ärzten wurde festgestellt, dass 10% der Kranken, die einen Arzt aufsuchen, an depressiven Zustandsbildern leiden. Die Hälfte dieser Patienten klagten über Schmerzen. An erster Stelle stand der Kopfschmerz, aber schon an zweiter Stelle folgten Rückenschmerzen. Nackenschmerzen mit Ausstrahlungen in den Kopf wurden ebenfalls häufig genannt.

Wie bereits weiter oben ausgeführt wurde, finden sich depressive Verstimmungen auch im Rahmen des «Alles-tut-weh-Syndroms». Sie stehen jedoch nicht im Vordergrund, ganz im Gegensatz zu den körperlichen Beschwerden.

An dieser Stelle möchte ich kurz auf die Frage eingehen, wie Depressionen diagnostiziert werden können. Das Wichtigste ist, dass der Arzt überhaupt an eine Depression denkt, wenn keine körperlichen Ursachen für die Beschwerden gefunden werden. Am häufigsten wird die Diagnose übersehen bei Patienten mit funktionellen beziehungsweise psychosomatischen Schmerzen, weil bei Schmerzen offenbar zu wenig an Depressionen gedacht wird. Man sucht vielmehr in anderen Richtungen und vergisst meist die Bedeutung der Lebensgeschichte und Lebensumstände des Betroffenen. Wichtig ist, das Augenmerk auf Mimik, Gestik, Haltung und Stimmungslage zu richten. Bei diesen Patienten erfährt man, dass sie sich nicht mehr freuen können und kein Interesse mehr aufbringen. Sie können sich zu nichts entschliessen, haben unmotivierte, unbestimmte Ängste und Tendenzen zum Grübeln und ziehen sich von andern zurück. Die Art der Schmerzschilderung ist ebenfalls zu beachten: Der Schmerz wird vom Depressiven ängstlich und hypochondrisch dargestellt; er wird als wechselhaft, ungenau, mit leiser Stimme und melancholischen Untertönen geschildert. Der Patient hat das Gefühl, dass es ihm nie mehr gut gehen werde, und er verharrt in einer gewissen Krankheitsangst.

In Abbildung 28 sind die vier wichtigsten Erscheinungsformen depressiver Zustandsbilder zusammengefasst.

1. **Traurigkeit, Bedrücktheit, Niedergeschlagenheit**
2. **Angst, Erwartungsangst, ängstliche Agitation**
3. **Hemmung, Verlangsamung, Antriebsschwäche, Apathie**
4. **Körperliche Symptome, funktionelle Organbeschwerden (larvierte Depression)**

Abbildung 28: Erscheinungsformen depressiver Zustandsbilder

Diese Unterscheidung der vorherrschenden depressiven Symptome ist für die Medikamentenwahl wichtig.

Ich glaube nicht, dass hier der Ort ist, auf einzelne Präparate hinzuweisen. Wie bei den Antirheumatika ist deren Zahl viel zu gross. Qualitative Unterschiede sind kaum mehr auszumachen. Ausschlaggebend ist der Wirkungsmechanismus. So sollten bei ängstlich-depressiven Patienten angstlösende und stimmungsaufhellende Medikamente verabreicht werden, bei antriebsgehemmten Depressiven dagegen eher antriebssteigernde und bei Agitierten vor allem beruhigende.

Trotz bester Kenntnisse der Handhabung antidepressiver Präparate darf nicht vergessen werden, dass die alleinige medikamentöse Behandlung ohne stützende psychotherapeutische Begleitung ein Fehler ist. Die verstehende Zuwendung des Arztes, ohne Vorwürfe oder Ratschläge, ist für den Patienten überaus wichtig. Die Bezugspersonen von Depressiven machen sehr oft Fehler. Sie wissen nicht, dass alles wohlgemeinte Zureden und Rationalisieren eine gegenteilige Wirkung erzielt, weil sie nur die Schuldgefühle des Kranken verstärken. Der Kranke kann den guten Ratschlägen und Aufmunterungen nicht nachleben und fühlt sich deshalb schuldig.

Die Zuverlässigkeit und Mitarbeit des Patienten («Compliance») bei der antidepressiven medikamentösen Behandlung spielt eine grosse Rolle. Nicht selten sind einige anfängliche Nebenerscheinungen, die dem Patienten erklärt werden müssen, zu überwinden. Bei ungenügender Dosierung sind die Medikamente wirkungslos.

6.2.5 Physikalische Therapie

Die physikalische Therapie ist beim «Alles-tut-weh-Syndrom» aus verschiedenen Gründen angezeigt. Der Betroffene spürt, dass seine Schmerzen ernst genommen werden. Massage und Gymnastik haben einen günstigen Effekt. Dies gilt auch für die apparative Behandlung, wobei nicht übersehen werden darf, dass sie zusätzlich eine «Psychotherapie mit physikalischen Mitteln» darstellt. Dabei ist die Zuwendung des Therapeuten, die Tatsache, dass etwas Neues, «Handgreifliches» geschieht, nicht unwesentlich.

6.2.6 Manualtherapie

Im Unterschied zur Chiropraktik wird die Manualtherapie von Ärzten ausgeführt, womit im allgemeinen Gewähr geboten ist für eine einwandfreie Diagnose und Indikationsstellung. Dies gilt allerdings auch für die meist gut ausgebildeten Chiropraktoren. Manualtherapeutisch erlebt man gerade bei funktionellen, «weichteilrheumatischen» Schmerzzuständen eindrückliche Behandlungserfolge, die auf Sekundenphänomen beruhen. Muskelverspannungen und Schmerzen verschwinden augenblicklich, Wirbelsäule und Gelenke werden wieder beweglicher und schmerzhafte Zwangshaltungen aufgehoben.

Neben dem nachweisbaren anatomisch-physiologischen Effekt der Manualtherapie oder Chiropraktik ist der psychologische recht gross, einerseits durch das Handanlegen des Therapeuten, anderseits weil sich der Erfolg ohne Medikamente oder Injektionen einstellt. Diese Behandlung verleiht dem Therapeuten eine ganz besondere, beinahe magische Kraft. Aus der erfolgreichen Manualtherapie sind wichtige diagnostische Rückschlüsse auf die zugrunde liegende Erkrankung möglich.

6.2.7 Autogenes Training

Die von J. H. Schultz eingeführte Methode der konzentrativen Selbstentspannung, das Autogene Training, nimmt einen wichtigen Platz in der Medizin ein. Sie wird selten vom Arzt selber ausgeführt, häufiger an speziell ausgebildete Therapeuten delegiert. Das Autogene Training hat in der Rheumatologie bislang zuwenig Beachtung gefunden, obwohl es sich als eine der geeignetsten Behandlungsformen gerade derjenigen

Schmerzzustände erwiesen hat, die durch eine erhöhte Muskelspannung bedingt sind.

Durch genau vorgeschriebene Übungen kommt es zu inneren Umschaltungen, die sich bei psychosomatischen Erkrankungen günstig auswirken.

Das Autogene Training zielt auf eine verbesserte Körperbeherrschung ab. Die Übungen umfassen auch die Kontrolle der Herz- und Atemtätigkeit. Mit der Zeit gelingt es, die meisten Körperfunktionen zu beeinflussen und eine tiefe Entspannung herbeizuführen, selbständig und ohne Führung des Therapeuten.

Selbstverständlich gibt es noch andere Entspannungsübungen mit psychotherapeutischer Wirkung wie konzentrative Bewegungstherapie, Alexander-Technik, Feldenkrais-Methode, Tanztherapie und körperorientierte Psychotherapie.

7. Die aufdeckende-kausale Behandlung

Auf die psychologische Bedeutung des funktionellen Schmerzes wurde in einem früheren Kapitel am Beispiel der Fibromyalgie hingewiesen (Seite 40). Es sei hier noch einmal betont, dass solche Schmerzsyndrome in Konfliktsituationen auftreten, deren sich der Kranke meist nicht bewusst ist. Würden sie frühzeitig aufgedeckt und einer Behandlung zugeführt, könnte der beschriebenen Entwicklung zur Schmerzkrankheit vorgebeugt werden. Aus diesem Grund ist das eingehende ärztliche Gespräch ausserordentlich wichtig.

Therapeutischer Dialog
Gruppengespräch
Familientherapie
Verhaltenstherapie
Psychotherapie

Abbildung 29: Behandlung psychorheumatischer Schmerzzustände (kausal-aufdekkend)

7.1 Das ärztlich-therapeutische Gespräch und der Umgang mit dem psychorheumatischen Schmerzpatienten

Wie wir bereits wissen, sind psychosomatische Schmerzen keine eingebildeten Schmerzen, sie sind genau so echt wie körperlich bedingte. Demzufolge hat der Arzt die vorgebrachten Schmerzen und Beschwerden ernst zu nehmen. Der Patient hat das Bedürfnis, sich zunächst körperlich angenommen zu fühlen, bevor auf eventuelle psychische und psychosoziale Probleme eingegangen wird. Allzu frühes Ansprechen von verdrängten Konflikten, eigentliche Ursache des psychorheumatischen Schmerzes, könnte den Patienten rasch zu einem Abwehrverhalten, ja sogar zu aggressiven Gefühlen dem Arzt gegenüber veranlassen.

Während der Arzt in erster Linie dazu neigt, die Schmerzen auf eine eventuelle körperliche Ursache genau abzuklären, sollte er parallel hierzu auf besondere Lebensumstände und Anzeichen einer psychischen Störung achten. Eine der Voraussetzungen ist meines Erachtens das Wissen um den psychorheumatischen Schmerz, wie im vorhergehenden Kapitel ausgeführt. Darüber hinaus gibt es praktische Anhaltspunkte, die auch dem Nichtpsychiater die Diagnose erlauben. Es sind dies

- die Beziehung zwischen Arzt und Patient und
- die erweiterte oder biografische Krankengeschichte.

7.2 Zur Arzt-Patient-Beziehung

Wenn eine exakte körperliche Abklärung stattgefunden hat und alle bisherigen Behandlungen erfolglos waren, gleichgültig ob dies beim gleichen oder bei verschiedenen Ärzten der Fall war, müsste eigentlich der Zeitpunkt gekommen sein, an psychische Ursachen zu denken und anstelle eines Rezeptes ein Gespräch anzubieten.

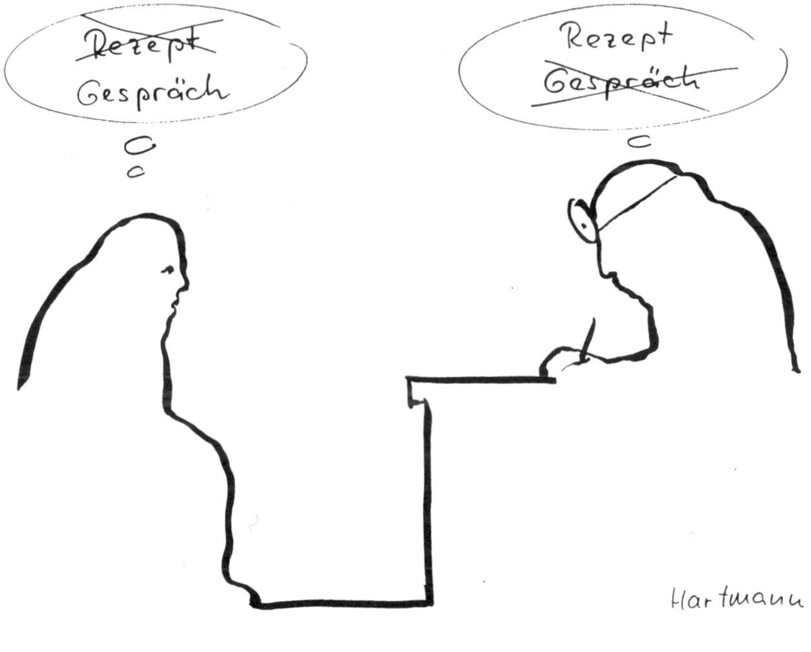

Abbildung 30: Das Missverständnis zwischen Arzt und Patient

Leider ist dem häufig nicht so. Endlose Abklärungsuntersuchungen und ständige Behandlungsversuche belasten die Arzt-Patient-Beziehung: weil es dem Kranken nicht besser geht, er eher noch kränker wird, sind Arzt und Patient «gekränkt».

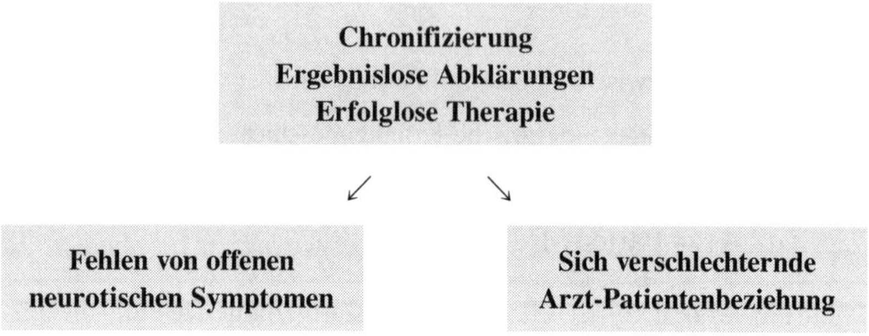

Abbildung 31: «Arzt und Patient sind gekränkt» [5]

Es braucht eine gewisse Sensibilisierung des Arztes, um die gestörte Beziehung zwischen ihm und dem Patienten wahrzunehmen. Das Problem liegt nicht zuletzt in der Arztpersönlichkeit selbst. Es gibt viele Ärzte, die auf eine rein somatische Medizin eingeschworen sind und als solche den besten Ruf geniessen. Sie überweisen alles «Psychische» dem Psychiater oder Psychologen. Was aber, wenn kein solcher Facharzt zur Verfügung steht, z. B. ausserhalb der grösseren Städte? In jedem Fall müsste der Arzt der Lebensgeschichte des Patienten nachgehen und versuchen, den Umständen der Schmerzentstehung näher zu kommen. Dies ist jedoch nur möglich, wenn jeglicher Zeitdruck vermieden wird, der bei Arzt und Patient durch das volle Wartezimmer entsteht. Es ist für das Arzt-Patient-Gespräch wichtig, eine ruhige Zeit ausserhalb der Sprechstunde einzuräumen. Der trennende Schreibtisch ist eine psychologische Schranke, das Mitschreiben des Arztes verhindert oft intime Mitteilungen. Es stört die persönliche Zuwendung des Arztes und lässt den Patienten Indiskretionen befürchten. Zur Fragetechnik selbst ist viel geschrieben worden. Ich meine, dass es keine spezielle Technik gibt, höchstens Fehler, die gemacht werden. Viele Ärzte glauben, mit bestimmten Fragen, oft sogar mit schematisierten Fragebogen, zu den

[5] Nach Beck, D., Frank, Y.: Der therapieresistente psychosomatische Kranke und sein Arzt.
Folia psychopractica 2 (Hoffmann-La Roche, Basel 1979)

tieferen Schichten des Menschen vorzudringen, Konfliktsituationen aufzudecken. Dies ist ein Trugschluss. Auf Fragen bekommt man nichts anderes als Antworten, doch dient allzu häufig gerade die Sprache dazu, Wesentliches hinter Antworten zu verschleiern. *Es ist oft wichtiger zu spüren, was verschwiegen wird, als zu hören, was gesagt wird.* Wiederum ist zu bedenken, dass vielen Patienten der hinter dem Kranksein verborgene Konflikt unbewusst ist. Unglücklicherweise werden viele Fragen unter Zeitdruck gestellt, der das Reifen einer Antwort, das Überwinden eines Widerstandes verhindert. Es fehlt die Zeit, ein längeres Schweigen zu ertragen. Das folgende Beispiel möge verdeutlichen, wie ein «aktives Schweigen» unter stiller, innerer Anteilnahme des Arztes dazu beitrug, eine schwierige Situation zu klären.

> Ein 23jähriger Mann wurde zur Abklärung seiner seit langer Zeit bestehenden Rückenschmerzen, verbunden mit Herz- und Magenbeschwerden, zugewiesen. Die früheren und von mir neu durchgeführten Abklärungen ergaben keinen krankhaften Befund. Ich teilte dies dem eher unauffälligen, netten jungen Mann mit, nicht ohne zu betonen, dass ich trotzdem von seinen Schmerzen überzeugt sei. Auf meine Frage, ob er glaube, irgend etwas Seelisches könnte vielleicht eine Rolle spielen, folgte ein betroffenes langes Schweigen, begleitet von unübersehbarer innerer Bewegtheit. Nach etwa fünf Minuten versuchte ich, dem Patienten mit den Worten zu helfen: «Wissen Sie, ich bin kein Moralist, und die Wände meines Sprechzimmers haben keine Ohren.» Nach weiteren fünf Minuten des Schweigens gestand der Patient, seit Jahren von homosexuellen Neigungen und Träumen verfolgt zu werden. Er habe bisher niemandem etwas gesagt und kämpfe erfolglos dagegen. Auf mein Befragen gab er zu, bereits dreimal einen Selbstmordversuch unternommen zu haben. Ich konnte ihn davon überzeugen, dass ihm nur eine Psychotherapie bei der Bewältigung dieses Problems helfen könne.

Man kann sich vorstellen, was geschehen wäre, wenn ich den Patienten wiederum mit irgendeinem Medikament und mit der «Beruhigung», sein Leiden sei nur «nervös», in sein Bergdorf zurückgeschickt hätte.

Oft sind beiläufige Fragen, während der körperlichen Untersuchung eingeflochten, aufschlussreich.

> Während der Untersuchung einer 29jährigen Frau, die wegen Kreuzschmerzen zur Abklärung kam, bemerkte ich einen goldenen Reif an ihrem Ringfinger. Da ich wusste, dass sie unverheiratet war, gab sie

auf meine Frage zur Antwort, dies sei ihr Verlobungsring. Auf die weitere Frage, wie lange sie denn schon verlobt sei, errötete sie und sagte: «Sieben Jahre.»
Bei einer 29jährigen Frau bedeutet eine siebenjährige Verlobungszeit bereits eine Krankengeschichte. Tatsächlich erwies sich die gespannte Beziehung zu ihrem Verlobten als Ursache ihrer Rückenbeschwerden.

Schwer zu beschreiben und kaum zu lehren ist die ärztliche Kunst, das Vertrauen des Patienten zu gewinnen. Das emotionale Einstimmen, das unter dem Begriff der «Empathie» verstanden wird, bietet dem Patienten eine neue Situation, eine neue Realität, die ihn sein altes, krankhaftes Verhaltensmuster und damit sein Symptomangebot aufgeben lässt.

Ein grosses Problem stellt die Zeit dar, die zu einer vertieften Arzt-Patienten-Beziehung notwendig ist. Es ist eine falsche Vorstellung, dass die Zeit allein ausschlaggebend wäre. Wichtiger für den Patienten ist die Intensität der ärztlichen Zuwendung, die Anteilnahme und das Zuhörenkönnen. Bereits fünf bis zehn Minuten können eine Ewigkeit bedeuten.

Es braucht diese Hinwendung und Zeit, um sein Vertrauen zu gewinnen, denn sehr häufig sind es Partnerprobleme, die zu psychosomatischen Störungen führen. Spannungen und Konflikte in der Partnerschaft, ehelich oder ausserehelich, werden eher selten offen ausgetragen. Sie werden nicht besprochen, man setzt sich nicht damit auseinander. Weil Spannungen auf diesem Weg nicht bewältigt werden können, weicht das Paar in die Körpersprache aus und somatisiert den Konflikt, das heisst er wird auf der Körperebene ausgetragen. Dadurch wird der psychische Konflikt entschärft beziehungsweise in die psychosomatische Krankheit verlagert. Diese wiederum verändert das Verhalten des einen Partners zum andern. Der Kranke wird geschont, psychische Belastungen werden von ihm ferngehalten, es tritt Ruhe und «Normalisierung» in der Paarbeziehung ein. Das Paar schränkt sich auf die Welt der Krankheit ein.[6] Die Partner werden ohne Gesichtsverlust nachsichtiger zueinander.

Die durch Beruf und Hausarbeit weit überforderte 38jährige Frau mit vier Kindern und einem anspruchsvollen Ehemann erkrankt an Kreuzschmerzen, die sich nach eingehenden Untersuchungen nur

[6] Willi, J.: Die Zweierbeziehung S. 223 (Rowohlt, Reinbeck 1975)

durch die körperliche und psychische Belastung erklären lassen. Sie wird zeitweise bettlägerig. In dieser Zeit wird sie von der ganzen Familie geschont, die Lasten werden ihr abgenommen, ausserhäusliche Arbeiten abgebaut. Die Kreuzschmerzen haben so die in der Familie herrschenden aggressiven Spannungen aufgehoben.

Der Arzt, der sich psychosomatischen Patienten nicht entziehen will, wird immer mit Partnerkonflikten konfrontiert sein. Er muss auch gewärtigen, als Waffe missbraucht zu werden. Manchmal ist ein Gespräch mit beiden Partnern nicht zu umgehen. Für mich stellt sich jedoch recht bald die entscheidende Frage, ob das Paar nicht einem Ehetherapeuten zuzuweisen sei. Ich finde es bereits nützlich, ein solches Paar zum gemeinsamen Dialog und schliesslich zum Versuch einer Ehetherapie zu motivieren.

7.3 Die biografische Krankheitsgeschichte

Zu den wichtigsten diagnostischen Anhaltspunkten gehören

- **zeitliche Beziehung zu Konfliktsituationen**
- **belastende berufliche oder familiäre Situationen**
- **andere funktionelle, sogenannte psychovegetative Störungen**
- **therapieunabhängige schmerzfreie Intervalle**
- **Art und Wirkung früherer Behandlungen**

Abbildung 32: Die biografische Krankheitsgeschichte

7.4 Die Rolle des Patienten im Umgang mit seinem Arzt

Kann der Patient seinem Arzt bei der Diagnosefindung behilflich sein? Ich glaube, er müsste in erster Linie für ein Gespräch offen sein. Fragen gegenüber, die seine Lebensumstände, seine Beziehungen und sogar sein Intimleben berühren, dürfte er sich nicht verschliessen. Dazu müsste er aber bereit sein anzunehmen, dass eben Schmerz und Krankheit

Ausdruck einer seelischen Störung oder Konfliktsituation sein können. Die Abwehr des Patienten ist durchaus verständlich. Für ihn ist es beinahe unbegreiflich, dass ein starker Schmerz nicht körperlich bedingt sei.

7.4.1 Kann, darf oder soll der Patient seinen Arzt wechseln?

Wenn ein Arzt sich ausschliesslich darauf beschränkt, immer wieder neue körperliche Untersuchungen anzuordnen oder erneut Medikamente oder andere Therapiemassnahmen zu verordnen, obwohl keine Besserung je eingetreten ist, stellt sich ein Missbehagen ein. Der Kranke versteht nicht, warum er immer noch Schmerzen hat. Manchmal hat er sogar den Eindruck, nicht mehr ernstgenommen, ja sogar als Simulant angesehen zu werden. Im Innern hegt er den Wunsch, den Arzt zu wechseln, doch wagt er es nicht. Ist einmal das Arzt-Patient-Verhältnis dermassen getrübt, so dürfte meines Erachtens die Zeit gekommen sein, einen andern Arzt aufzuzusuchen, der sich vielleicht auch der Lebenssituation des Kranken anzunehmen bereit ist. Immerhin möchte ich jedem Patienten empfehlen, seinen ihn bis anhin behandelnden Arzt darüber zu informieren.

In einer grösseren Stadt fällt der Arztwechsel relativ leicht. In kleineren Ortschaften ist er eher schwierig, aber auch weniger notwendig, da der Hausarzt im allgemeinen die Lebensumstände seiner Patienten gut kennt. Problematisch wird es dagegen, wenn persönliche oder familiäre Beziehungen zwischen dem Hausarzt und dem Patienten bestehen.

8. Die Arthritis

Arthritis (Gelenkentzündung) und Arthrose (Gelenksabnützung) werden immer wieder miteinander verwechselt, deshalb seien hier diese Begriffe klargestellt. In der Medizin steht die Endung «-itis» immer für eine Entzündung. Im Gegensatz hierzu bedeutet die Endung «osis», dass ein Abnützungs- respektive degenerativer Prozess vorliegt. Nicht selten gibt es Gelenkserkrankungen, die Mischformen sind von Arthritis und Arthrosis.

Die Arthritis gehört in das grosse Gebiet der entzündlichen rheumatischen Erkrankungen. Unter diesen Leiden nimmt die chronische Polyarthritis (Rheumatoide Arthritis) wegen ihrer Häufigkeit eine Sonderstellung ein. Nicht selten ist die Bechterewsche Erkrankung, die in erster Linie eine Entzündung der kleinen Wirbelgelenke darstellt, aber auch andere Gelenke befällt (Seite 67).

8.1 Die chronische Polyarthritis (cP)

Wie eben erwähnt, ist die chronische Polyarthritis die häufigste entzündliche rheumatische Erkrankung. Deshalb soll sie hier an erster Stelle besprochen werden. Dieses Leiden hat verschiedene Erscheinungsformen, so dass atypische Krankheitsbilder zu Beginn erhebliche diagnostische Schwierigkeiten bereiten. In klassischer Weise beginnt die chronische Polyarthritis (cP) mit symmetrischen, morgendlichen Gelenkschmerzen und -schwellungen, besonders der Hand- und Fingergelenke. Damit einhergehende Steifigkeit verschwindet nach relativ kurzer Zeit. Der Faustschluss ist am Morgen erschwert. Gleichzeitig können Bindegewebe, Gefässe und innere Organe erkranken. In gutartigen Fällen verläuft die Krankheit langsam, oft mit jahrelangen symptomarmen Phasen. In anderen sogenannt malignen Fällen weisen die Gelenke bereits nach ein bis zwei Jahren schwerere Zerstörungen auf. Im Blut sind sogenannte Rheumafaktoren meistens nachzuweisen, man spricht dann von seropositiver Polyarthritis. In einem gewissen Prozentsatz allerdings bleiben diese immunologischen Faktoren negativ. Aus einer seronegativen kann sich eine seropositive cP entwickeln.

Die letzten Jahrzehnte haben grosse Fortschritte in der Erforschung dieser schweren und bislang nicht heilbaren Krankheit gebracht. Die modernen Erkenntnisse über die Feinstrukturen des Bindegewebes und der hormonalen Reaktionen unter Stress haben grundlegende Einsichten über die Krankheitsentstehung des entzündlichen Rheumatismus gestattet. In diesen Zusammenhang gehört auch die bahnbrechende Entdeckung des Cortisons, die mit den Namen von Selye und Hench verbunden ist.

Viele Untersuchungen deuten darauf hin, dass bei dieser rheumatischen Erkrankung eine infektiöse Komponente (Virus?) und eine anlagemässige Disposition (Genetik) mit im Spiele ist.

8.2 Arthritis, Stress und Immunsystem

Oft wird die Frage gestellt, ob körperliche oder seelische Belastungen (Stress) bei der cP eine Rolle spielen. Im folgenden soll darauf eingegangen werden.

Stress spielt eine zentrale Rolle bei allen biologischen Vorgängen. Stress ist lebensnotwendig. Der Begriff wurde von H. Selye in die Medizin eingeführt und bezeichnet ein spezifisches Reaktionssystem, das aus allen unspezifisch hervorgerufenen Veränderungen innerhalb eines biologischen Systems besteht. Um diese Veränderungen herbeizuführen, ist ein Reiz notwendig. Derartige Reize sind z. B. körperliche Verletzungen, Infektionen und seelische Erschütterungen. Sie werden als Stressoren bezeichnet. Der solchermassen in einen Spannungszustand versetzte Organismus reagiert normalerweise mit Regulationsmechanismen, das heisst in einer Art vegetativer Gesamtumsschaltung, um sich den Folgen des Reizes (Stressor) anzupassen (allgemeines Adaptationssyndrom von Selye). Diese Anpassungs- beziehungsweise Abwehrreaktionen sind als solche nicht krankhaft. Sie sind im Gegenteil unentbehrliche Reaktionen auf Schädigungen an sich. Aber das Adaptationssyndrom ist, wie jede biologische Antwort, nicht immer optimal. Diese Unvollkommenheit ist eine der Ursachen der meisten Krankheiten.

Für die psychorheumatologische Fragestellung ist es wichtig zu wissen, dass dieser überaus komplexe Vorgang durch sogenannte bedingende Faktoren beeinflusst wird. Dazu gehören Erbanlagen, vegetative Ausgangslage und die seelische Grundstimmung.

Bevor ich auf die psychosomatischen Zusammenhänge zu sprechen komme, noch ein Wort zur Immunologie, die, wie bereits erwähnt, bei den entzündlichen Rheumaerkrankungen eine grosse Rolle spielt.

Was hat Immunologie mit rheumatischen Erkrankungen zu tun? Die Aufgabe des Immunsystems ist der Schutz des Körpers vor äusseren Eindringlingen. Normalerweise kann das Immunsystem zwischen körpereigenen und körperfremden Stoffen unterscheiden. In bestimmten Situationen jedoch, deren Ursachen wir trotz intensiver Forschung noch nicht kennen, richtet sich das Immunsystem gegen eigene Körperbestandteile. Es werden Strukturen des Körpers fälschlicherweise als «fremd» gewertet, und es werden «Abwehrmassnahmen» gegen sie eingeleitet. Bei den entzündlichen Rheumaerkrankungen werden vor allem Bestandteile des Bindegewebes angegriffen. Hierbei handelt es sich um Gelenke, Blutgefässe, Haut oder aber auch Muskel- und Fettgewebe. Durch die Reaktion des Körpers gegen diese Organe werden dann entzündliche Prozesse hervorgerufen. Auf diese Weise entsteht zum Beispiel die chronische Polyarthritis. Da der Körper auf seine eigenen Substanzen aggressiv reagiert, spricht man auch von einer Autoaggressionskrankheit. Neuere Forschungen ergaben, dass die primäre autoaggressive Schädigung im Bereiche der Gelenkinnenhaut, der Synovialis, liegt.

Dass jedoch die Krankheitsursache nicht nur an einzelnen Zellen zu suchen ist, sondern den ganzen Menschen miteinbezieht, wurde im Zusammenhang mit der modernen Stressforschung nachgewiesen. Es liegen Beweise vor für eine enge Beziehung zwischen dem zentralen Nervensystem, der Infektionsabwehr und der Immunitätslage. Tierexperimentell wurde durch die Veränderung an bestimmten Hirnregionen das Immungeschehen beeinflusst. Es lässt sich deshalb annehmen, dass sich hier das krankmachende Bindeglied zwischen Stress, Emotion und Krankheit befindet.

Der Rheumafaktor, der in der überwiegenden Zahl der cP im Serum positiv ausfällt, ist Ausdruck des Autoimmunitätsgeschehens. Verschiedene Forscher sind der Ansicht, dass er unter anderem genetisch bedingt sei und als erbliche Krankheitsdisposition gewertet werden könne. Der Rheumafaktor tritt nämlich in einer Häufung von bis zu 16 Prozent bei gesunden Blutsverwandten von Polyarthritikern auf. Es wird vermutet, dass die cP umso früher oder stärker auftritt, je schwerer die Anlagestörung des Immunapparates ist. So kann eine Polyarthritis bereits im Kindesalter auftreten (juvenile Polyarthritis). Der jüngste bekannt gewordene Fall betraf ein Kind von 13 Monaten.

8.3 Zur Persönlichkeit des chronischen Polyarthritikers

Umstritten ist die Frage, ob es eine sogenannte Rheuma-Persönlichkeit gebe.

Es hat sich gezeigt, dass diese Kranken sich zwar anders verhalten als Gesunde, aber sich nicht von andern chronisch kranken Menschen unterscheiden. Denn die psychischen Probleme treten erst mit der Krankheit auf. Der Kranke versucht, sein Leiden, das ja eine Umstellung seiner gesamten Lebensweise erfordert, vor der Umwelt zu verbergen. Es ist verständlich, dass diese Patienten häufig sehr empfindlich werden und sich nicht selten von ihren Mitmenschen zurückziehen. Sie grübeln über ihre Krankheit nach, werden in vielen Lebensbereichen immer passiver und stellen schliesslich ihren Selbstwert und ihre Selbstachtung in Frage. Zusätzlich führen die ständigen Schmerzen, Gelenksdeformitäten, Kraftlosigkeit, Müdigkeit und Bewegungseinbussen zu bestimmten Wesensveränderungen. Sie sind jedoch charakteristisch für viele Kranke, die mit derartigen Beschwerden zu leben haben, und nicht spezifisch für Polyarthritiker. Wenn also nicht anzunehmen ist, dass bestimmte Menschentypen beziehungsweise Persönlichkeitsstrukturen dazu disponiert sind, so scheint doch gesichert zu sein, dass psychische Folgen und Begleiterscheinungen der cP den Krankheitsverlauf beeinflussen können.

Ebenso scheint festzustehen, dass belastende, lebensverändernde Ereignisse (life events) das Krankheitsgeschehen bestimmen können. Es wurde nämlich wiederholt beobachtet, dass vor allem Verlust-Erlebnisse in engen zwischenmenschlichen Beziehungen (Ehe und Familie) oder in der Erwerbstätigkeit den Ausbruch von Krankheiten begünstigen. Entscheidend dürfte hier nicht das Ereignis selbst sein, sondern die Art und Weise, wie es vom Betroffenen als Bedrohung erlebt wird. Ganz allgemein ist zu sagen, dass in der Entstehung psychosomatischer Krankheiten keine klar fassbaren und gezielt verhütbaren Faktoren eine Rolle spielen, wie dies beispielsweise bei Infektionskrankheiten oder durch Umweltnoxen verursachte Leiden der Fall ist.

Da es wenig sinnvoll erscheint, hier weiter über die Entstehung psychosomatischer Krankheiten zu spekulieren, sei anhand von Krankengeschichten gezeigt, wie sehr belastende Ereignisse den Ausbruch und den Verlauf der chronischen Polyarthritis mitbestimmen.

Die 55jährige Patientin stammte aus einer gutbürgerlichen, streng katholischen Familie. Ende 1939, 27jährig, heiratete sie. Nach nur neunwöchiger Ehe wurde sie von ihrem Ehemann verlassen. Die

kurze Ehezeit sei nicht glücklich gewesen. Die Defloration hätte erst nach ärztlicher Intervention stattfinden können. 1941 erfuhr sie, dass sich ihr Ehemann in England zum zweitenmal verheiratet hatte. 1945 kam sie aus Holland als Hausangestellte in die Schweiz. 1947 erst wurde ihre Ehe zivilrechtlich geschieden, kirchlich fühlte sich die streng religiöse Frau immer noch verheiratet, weshalb sie in grosser Zurückgezogenheit, pflichtbewusst und völlig asexuell dahinlebte. 1956 lernte sie ihren jetzigen Mann kennen, einen ebenfalls praktizierenden Katholiken. Nach einiger Zeit entwickelte sich ein intimes Verhältnis, das aber wieder den Keim eines schweren Konfliktes in sich trug. Da die Frau sich immer noch verheiratet fühlte, lebte jeder im eigenen Haushalt. Die Intimbeziehungen wurden als unehelich, ungesetzlich und schuldbeladen erlebt. Die von beiden Partnern sehnlich gewünschten Kinder mussten sie sich versagen. Es begann der Kampf um die kirchliche Auflösung der ersten Ehe, der bis 1964, also acht Jahre, dauerte. In dieser Zeit lebte die Frau in der zusätzlichen Angst, den geliebten Mann zu verlieren. Es kam zum seelischen Zusammenbruch und zum Auftreten der chronischen Polyarthritis.
Von ihrem Schicksal sagte die Patientin wörtlich, dass sie es nie habe begreifen können und ihm mit einem Gefühl der Ohnmacht gegenübergestanden habe.

Eine andere Patientin war bis zum ihrem 43. Lebensjahr unauffällig, eine gute Gattin und Mutter, als ihr Ehemann an einem Herzschlag starb. Sie ging darauf als Vertreterin auf Reisen, um den Lebensunterhalt für sich und ihre vier Töchter zu verdienen. Etwa 15 Jahre später starb die zweitälteste Tochter an Diabetes. Unmittelbar danach traten bei der Patientin die ersten rheumatischen Entzündungen in beiden Knien auf, die sie wochenlang auf das Krankenlager warfen. In der Folge raffte sie sich wieder auf, bis vier Jahre später die älteste Tochter an einer Hirnhautentzündung starb. Nach diesem neuen Schicksalsschlag trat die chronische Polyarthritis so schwer in Erscheinung, dass die Patientin das Haus praktisch nicht mehr verlassen konnte. Diese äusseren tragischen Lebensumstände wurden von der Tochter geschildert, die mit der Mutter im gleichen Haushalt lebt. Die Mutter sei ein aufopfernder Mensch gewesen, verbissen und tapfer; unermüdlich und ohne fremde Hilfe habe sie die Familie durchgebracht. Nie hätten die Kinder das Gefühl gehabt, die Mutter wegen ihrer Krankheit trösten zu müssen, im Gegenteil, sie spendete Mut und Trost in allen Lebenslagen. Erst der Tod der zweiten Tochter, unter deren unglücklicher Ehe sie zusätzlich gelitten habe, hätte die Mutter endgültig zusammenbrechen lassen.

Dieses Fallbeispiel betraf einen Menschen, der seine inneren Kämpfe und Nöte nur mit sich selbst austrug, ohne seelischen Beistand zu beanspruchen. Er zeigte keine besonderen seelischen Erregungen und erschien manchmal beinahe unzugänglich. Duldsamkeit und Schicksalsergebenheit zeichneten ihn aus. Er schien nur für andere zu leben, ohne seine eigenen Daseinsansprüche geltend zu machen.

Diese Schilderung deckt sich mit dem klassischen Fallbeispiel von Lichtwitz.[7] Nachdem er darauf hingewiesen hatte, dass es sich bei der cP nicht um eine Gelenkkrankheit allein, sondern um eine solche des gesamten Organismus handle, beschrieb er seine Patientin folgendermassen:

«Das Gesicht als Schaufenster der Seele zeigt an, was das nähere Studium des Charakters der Arthritiker ergibt. Die Frauen in späteren Stadien der deformierenden Arthritis gleichen in ihrem Wesen der Anna Schede. Es gibt nicht freundlichere und geduldigere Patienten als diese. Sie klagen nicht, sie machen keine Vorwürfe, wenn nichts hilft. Ich habe immer den Eindruck, als ob sie im Sinne hätten, den Doktor zu trösten und um Verzeihung zu bitten, dass alle seine Bemühungen erfolglos sind. Sie verlieren nie das Vertrauen, grüssen jeden Morgen mit demselben stillen Lächeln und scheinen glückliche Menschen zu sein, wenn der Doktor die Handarbeiten bewundert, die sie mit ihren armen Händen vollbringen. Auf die Gefahr hin, den Nimbus und die Verehrung zu verletzen, die der Güte, der stillen Freundlichkeit und dem Dulden gebührt, müssen wir feststellen, dass die rührende Haltung dieser Kranken aus einer Störung der Affektivität kommt, aus einer Leere und Starrheit, die einen Teil des krankhaften Geschehens darstellt.»

So geschrieben bereits vor 50 Jahren. Auch anderen Ärzten und mir selbst sind die Geduld und die Genügsamkeit der Polyarthritiker aufgefallen, die sich von der Empfindlichkeit der Amputierten oder der Aggressivität der Gelähmten abhebt. Die meisten der Patienten zeichnen sich vor der Erkrankung durch ihre stille und unscheinbare Art aus. Oft sind sie in besonderem Masse tüchtig und zugreifend. Mit Energie und

[7] Lichtwitz, L.: Pathologie der Funktionen und Regulationen (vergr.) (Sijthoff, Leiden 1936)

Tatkraft gepaart, sind sie unübertreffliche Mütter oder unermüdliche Pflegerinnen. Es scheint, dass sie ihre eigenen Ansprüche kaum beachten, was zu dem dienenden und aufopfernden Verhalten bereits schon in der Phase vor dem Ausbruch der Krankheit passen könnte. Diese das ganze Leben der Arthritiker beherrschende Eigenschaft deutet möglicherweise auf eine verkümmerte Selbstwahrnehmung hin. Dass damit auch ein Mangel an gelebter Aggression verbunden ist, kann wohl kaum bestritten werden. Ich habe mich gefragt, ob diese fehlende, nach aussen auszutragende Aggressivität nicht sich mehr und mehr nach innen richtet und zur sogenannten Autoaggressionskrankheit führt. Gleichzeitig, so meine ich, könnte die chronische Selbstüberforderung zur langdauernden fehlerhaften Beeinflussung des allgemeinen Adaptationssyndroms und so zum Entstehen der Adaptationskrankheit führen, zu der, wie bereits ausgeführt, die chronische Polyarthritis gehört.

Vor Jahren bereits habe ich diese Grundhaltung als heroisch-duldsam bezeichnet und ausgeführt, dass die Polyarthritis phänomenologisch als Erstarrung in den eigenen Gelenken, als Verlust der Artikulation und der Gebärden, und dass die Immobilisation als Ausdruck verkümmerten Menschseins gesehen werden könnte. Die Verkrüppelung der Hand, jenes Instrumentes der feinsten Ausdrucksweise, wird zur grotesken Illustration dieses selbstverleugnenden Daseins. In unseren Fallbeispielen kommen Begriffe wie «unfassbar» und «unbegreiflich» vor, mit denen diese Kranken ihr Lebensschicksal beschreiben, und ich habe mir die zusätzliche Frage gestellt, ob dieses «Unbegreifen» und «Unfassbare» nicht seinen sichtbaren Ausdruck in der Erkrankung der Hände gefunden haben könnte.

8.4 Gibt es eine Arthritis-Prophylaxe?

Die oft gestellte Frage, ob das Auftreten einer chronischen Polyarthritis zu verhindern sei, muss verneint werden. Zu kompliziert ist die Krankheitsentstehung, zuviele Faktoren sind daran beteiligt:

- An seiner Persönlichkeitsstruktur kann der Mensch nur wenig verändern. Der eine ist mehr, der andere weniger belastbar.
- Belastende Lebensereignisse (life events) sind meist unvermeidbar. Sie können, wie wir gesehen haben, eine Krankheit auslösen oder verschlimmern.
- Virusinfektionen, von denen man annimmt, dass sie eine Rolle bei der Krankheitsentstehung spielen, lassen sich nicht verhindern.

- Die familiäre Disposition zur cP ist als Erbfaktor ebenfalls vorhanden oder nicht. Der Mensch selbst kann ihn nicht beeinflussen.

Aus diesen Ausführungen muss leider gefolgert werden, dass einer Krankheit wie der Polyarthritis auch nicht vorgebeugt werden kann. Weder eine besonders vorsichtige Lebensweise noch eine spezielle Ernährung vermögen dies. Es nützt also nichts, sich in «Watte» zu packen oder sich dauernd der Kälte und Nässe auszusetzen, um sich abzuhärten, sich widerstandsfähiger zu machen.

Ein Wort noch zur Rolle der Psyche bei der Entstehung der chronischen Polyarthritis. Es bahnt sich hier eine neue Forschungsrichtung an. Diese sucht eine ganzheitliche Betrachtungsweise der Zusammenhänge zwischen Psyche und Immunsystem, die in der Bezeichnung «Psychoneuroimmunologie» zum Ausdruck kommt.

Die wissenschaftliche Hypothese verlegt den Sitz der Psyche ins Zentralnervensystem, das heisst in den Bereich des Gehirns. Signale, die vom Gehirn, respektive der Psyche ausgehen und die Abwehrlage des Körpers, das Immunsystem, beeinflussen, sind für das Krankheitsgeschehen im weitesten Sinne verantwortlich. Der Weg geht über die Hypophysen-Nebennieren-Achse, das heisst über ein komplexes Nerven- und Hormonsystem. Jede einzelne Zelle, gesund oder krank, ist durch bestimmte Stoffe mit feinsten Nervenfasern verbunden. Diese körpereigenen Wirkstoffe werden als Neurotransmitter bezeichnet. Man darf sie sich als Überbringer einer Botschaft von den Nervenzellen zu den Körperzellen vorstellen.

Die Psyche ist also das eigentliche Tüpfelchen auf dem «i» bei der Krankheitsentstehung und beim Krankheitsverlauf.

8.5 Psyche und Krankheitsverlauf

8.5.1 Kann der Betroffene den Verlauf seiner Arthritis selbst beeinflussen?

Die Art und Weise, wie der Kranke mit seiner chronischen rheumatischen Erkrankung umgeht, bestimmt auch deren Verlauf. Man spricht von Bewältigungsstrategien. Betroffene, die ihre Krankheit nicht übergewichten, die Hoffnung auf Besserung behalten und aktiv gegen das Leiden ankämpfen, haben die beste Prognose. Weniger gut ist sie bei Patienten, die sich durch die Krankheit und die dadurch bedingten Lebensprobleme überwältigen lassen. Sie geraten in eine allgemeine Hilflosigkeit, wodurch die Beschwerden vervielfacht werden. Sie bleiben passiv und werden zu Dauerpatienten. Das Leiden wird zum eigentlichen Lebenssinn und -inhalt. Am schlechtesten sind diejenigen Menschen dran, die sich der Krankheit total ausgeliefert fühlen. Von einer Bewältigung der Situation kann keine Rede sein. Die Prognose ist dementsprechend ungünstig.

In der Behandlung kommt es drauf an, den Patienten Bewältigungsstrategien nahe zu bringen und sie zur Mitarbeit zu veranlassen. Im Kampf gegen die Krankheit ist der Arzt jedoch nur Mitstreiter, die seelische Bereitschaft des Patienten ist ebenso wichtig. Ein Polyarthritiker, der trotz der Erkrankung seinen Beruf ausüben kann, wird von der Krankheit weniger betroffen sein als derjenige, der zur Untätigkeit gezwungen wird. Der Kranke, der in seiner Familie gut aufgehoben ist, leidet mit Sicherheit weniger an seiner Krankheit als der Einsame. Wie sehr belastende Lebensereignisse den Krankheitsverlauf bestimmen, habe ich bereits an Beispielen auf Seite 60 beschrieben. Hier sei nur noch der Fall von Frau B. angeführt, die seit Jahren an einer leichten Polyarthritis litt. Als sich der Ehemann von ihr scheiden liess, trat ein schwerer und lange anhaltender Entzündungsschub auf.

Umgekehrt kann ein Schock das Entzündungsgeschehen zum Verschwinden bringen, allerdings nicht für immer.

> Ein junger Mann, der seit Jahren an einer schweren Polyarthritis leidet, sitzt beim Tee in der Wohnung seiner Freundin. Plötzlich erscheint der ehemalige Liebhaber dieser Frau, zieht einen Revolver und schiesst auf sie. Während sie schwer verletzt zusammensinkt, bittet der Patient um sein Leben. In grösster Panik rennt der junge Mann über drei Treppen und bis zum nächsten Polizeiposten. Zu seinem Erstaunen bemerkt er, dass seine vorher stark geschwollenen und schmerzhaften Knie völlig normal und schmerzlos wurden. Nach zirka drei Wochen allerdings traten die schmerzhaften Gelenksschübe erneut auf.

Worauf ist diese vorübergehende Besserung zurückzuführen? Infolge des schweren psychischen Schocks kam es zu einer massiven körpereigenen Cortisonausschüttung durch die Nebennierenrinde. Ähnliches wird auch nach operativen Eingriffen beobachtet. Früher wurden Zähne gezogen, Tonsillen entfernt, Gallenblasen herausgenommen, da man annahm, sie seien die Ursache des entzündlichen Rheumatismus. Tatsächlich stellte sich nach den Operationen eine Besserung ein, wie im oben geschilderten Fall, jedoch nie andauernd.

Die Sanierung von Infektionsherden ist dennoch tatsächlich angezeigt bei speziellen Formen der Arthritis, die relativ selten sind, nämlich den infektiösen Arthritiden. Bei diesen können bakterielle oder virale Infektionen vorliegen, die medikamentös und/oder operativ zu behandeln sind.

8.6 Psychotherapie bei chronischer Polyarthritis?

Es stellt sich die Frage, ob einem Polyarthritiker eine Psychotherapie vorgeschlagen werden sollte. Aus all dem bisher Gesagten dürfte sich eine solche aufdrängen, wenn der Patient wegen der Behinderung zusätzlich psychisch erkrankt, zum Beispiel zu schweren Depressionen neigt oder wenn Partnerkonflikte auftreten. In den allermeisten Fällen genügt die Zuwendung des behandelnden Arztes. Der chronische Polyarthritiker allerdings, den ich als heroisch-duldsam bezeichnet habe und der eher wenig über seine psychischen Nöte spricht, bedarf noch einer speziellen Aufmerksamkeit. Oft ist es notwendig, dass der Arzt nach psychosozialen Problemen, sei es in der Familie oder am Arbeitsplatz, forscht und seine Hilfe anbietet. Ein Hilferuf kommt eher selten vom Patienten selbst.

Um nicht falsche Hoffnungen aufkommen zu lassen, muss gesagt werden, dass die chronische Polyarthritis durch eine Psychotherapie nicht geheilt werden kann. Der Verlauf allerdings kann günstig beeinflusst werden, wie folgendes Fallbeispiel zeigt.

> Die 35jährige Lehrerin erkrankte an einer cP und begab sich neben der ärztlichen auch in eine psychoanalytische Therapie. Über Jahre hinaus verlief die Polyarthritis überraschend gutartig. Die Patientin war überzeugt, dass die Psychotherapie daran schuld war, ich selbst neigte ebenfalls zu dieser Ansicht, weil die Patientin weder eine Basisbehandlung brauchte noch irgendwelche Antirheumatika. Als jedoch der Ehemann unerwartet einen schweren Herzinfarkt erlitt, trat nach relativ kurzer Zeit eine erhebliche Verschlimmerung der chronischen Polyarthritis ein.

9. Der Morbus Bechterew

Die Bechterewsche Erkrankung gehört zu den entzündlichen Rheumaleiden. Sie tritt nicht selten bereits in jugendlichem Alter auf. Betroffen sind in erster Linie die kleinen Wirbelgelenke und die Verbindung zwischen Becken und Wirbelsäule. Typisch ist, dass diese Kranken an Rükkenschmerzen nachts erwachen, im allgemeinen zwischen 3 und 5 Uhr morgens. Sie müssen dann aufstehen und umhergehen, worauf die Schmerzen nachlassen. In eher seltenen Fällen sind auch die grossen stammnahen Gelenke, d. h. Schulter- und Hüftgelenke beteiligt. Wie bei der chronischen Polyarthritis sind die Ursachen nicht restlos geklärt. Auch hier wird eine gewisse familiäre Disposition angenommen.

Die Behandlung besteht in antirheumatischen Medikamenten und regelmässiger, gezielter Gymnastik, vor allem um eine Versteifung der Wirbelsäule zu verhindern, wozu auch alljährliche Badekuren dienen.

Die prinzipiellen psychosomatischen Ueberlegungen, die ich zur cP gemacht habe, gelten auch für die Bechterewsche Krankheit. Allerdings zeigt der langjährige Umgang mit Bechterew-Patienten, dass sie weniger passiv und duldsam sind als die Polyarthritiker. Sie zeigen mehr persönliche Initiative und sind deshalb eher zu intensiver aktiver Mitarbeit bei der Bekämpfung ihres Leidens zu gewinnen. Das folgende Beispiel hat mich aus psychosomatischer Sicht sehr nachdenklich gestimmt. Es handelt von einem Psychiater, der den Ausbruch seiner Erkrankung folgendermassen erlebte:

> Er berichtete, dass er von drei Geschwistern der Lieblingssohn der Mutter gewesen sei, erzogen in bürgerlichem, traditionell-religiösem Milieu. Die Ehe mit einer Andersgläubigen brachte ihm schwere Gewissenskonflikte, die er zwar zu überwinden wusste, nicht aber seine Mutter, zu der er in einen unlösbaren Gegensatz geriet; sie widerstand allen seinen Versuchen der Annäherung. Beide hatten sich schliesslich in ihren Haltungen versteift, und ihre Beziehungen waren seit Jahren abgebrochen. In dieser Situation starb die Mutter an einem Tumor der Wirbelsäule, dessen Natur mangels Autopsie unbekannt blieb. Den Sohn, der immer noch auf eine Versöhnung gehofft hatte, traf die Nachricht vom Tode der Mutter als schwerer Schicksalsschlag. Er sagte: «Ich fühlte mich wie erstarrt, wie versteinert, und

damals traten die ersten Rückenschmerzen auf, die sich später als Morbus Bechterew erwiesen.» Bekanntlich führt diese Erkrankung zur Versteifung der Wirbelsäule, zur endgültigen Erstarrung der Haltung.

Wiederum sei, wie schon bei anderen Gelegenheiten, auf sprachliche Verwandtschaften und Vorstellungen hingewiesen, diesmal in der Schilderung der eigenen rheumatischen Wirbelsäulenversteifung eines Psychiaters. Sie führt über die Sprache in psychologische Gedankengänge, die recht eindrücklich sind, auch wenn sie streng wissenschaftlichem Denken eher ungewohnt erscheinen. So wird auf die Beziehung zwischen den Wörtern «starr» und «störrisch» einerseits und «stark» und «stur» anderseits hingewiesen. Begriffe, die sich im Wort «Sterben» sowie «Erstarren im Tode» wiederfinden.

10. Die Arthrose

Die Arthrose gehört in das Gebiet des degenerativen Rheumatismus. Auf einen einfachen Nenner gebracht, stellt sie eine Abnützung des Gelenkknorpels mit allen ihren Folgen am ganzen Gelenk dar. Die Arthrose kann an einem einzelnen Gelenk auftreten, zum Beispiel als Spätfolge eines Unfalls oder einer Operation, einer Fehlstellung oder im Rahmen von Nervenleiden. Sind mehrere Gelenke betroffen, spricht man von Arthrosen-Krankheit oder Polyarthrose. Die häufigste Form ist die Arthrose der kleinen Fingergelenke.

Die wissenschaftliche Bezeichnung ist Heberden- beziehungsweise Umber-Arthrose. Die Betroffenen sprechen dann gerne von Gicht, obwohl sie damit gar nichts zu tun hat. Es handelt sich um eine Gelenkserkrankung, die am häufigsten Frauen betrifft, vor allem in den Wechseljahren. Auch bei ihr besteht eine deutliche familiäre Komponente.

Aus psychosomatischer Sicht ist der entzündlichen Arthritis wie der degenerativen Arthrose gemeinsam, dass sie grundsätzlich nicht heilbar

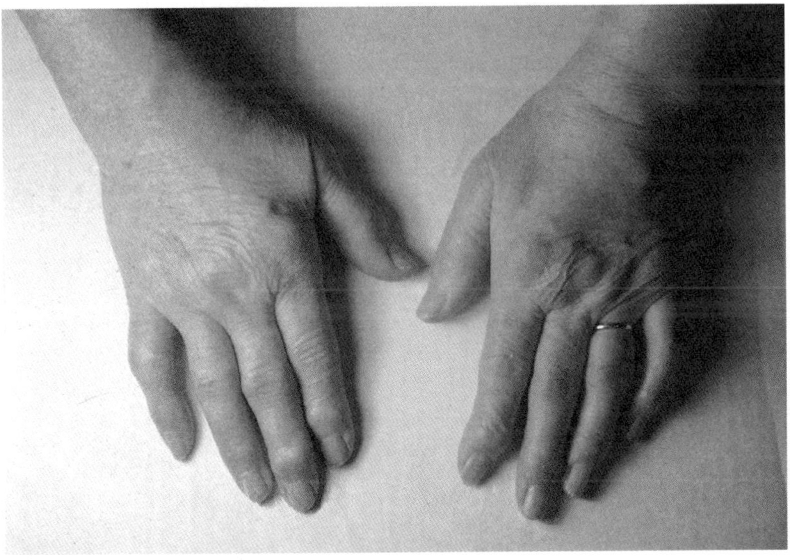

Abbildung 33: Arthrose der Fingergelenke (Heberden-Umber-Arthrose)

sind. Deshalb stellen beide sowohl an die Betroffenen als auch an die behandelnden Ärzte grosse psychische Anforderungen. Es kann nicht mit Gewissheit beurteilt werden, ob diese chronischen rheumatischen Erkrankungen gegenüber anderen Leiden, die mit Schmerz, Funktionseinbusse und Gestaltveränderungen einhergehen, besondere psychologische Unterschiede zeigen. Die Art und Weise, wie sich die Patienten mit der Krankheit abfinden, ist sehr unterschiedlich und hängt von der Persönlichkeit, der Ich-Stärke oder -Schwäche und vom kulturellen und sozialen Umfeld ab, und nicht zu vergessen, von den Einrichtungen des Sozial- und Wohlfahrtsstaates mit seinen positiven und negativen Auswirkungen.

Für den Arzt und Therapeuten gilt der Ausspruch von Jakob Klaesi, eines Berner Psychiaters (1883–1980):

«Das höchste ärztliche Wirken
und Können setzt erst da ein,
wo die Heilbarkeit einer
Krankheit aufhört». (Klaesi)

Abbildung 34

Wie schwer diese Aufgabe ist, kann nur ermessen, wer sich täglich mit diesen chronischen Leiden auseinanderzusetzen hat. Die liebevolle Zuwendung zum Kranken ist nur eine der Voraussetzungen der ärztlichen Haltung, die andere ist die Kenntnis der psychischen Begleit- und Folgezustände, von denen Angst, sekundäre oder reaktive Depression und Krankheitsgewinn die wichtigsten sind.

11. Angst

Die Angst ist eine der häufigsten und einfühlbarsten psychischen Begleiterscheinungen der chronisch-rheumatischen Erkrankung. Die Beeinträchtigung der Geh- und Greifwerkzeuge ruft schwere existenzielle Befürchtungen hervor. Das Bild des Rollstuhls steht vor dem angsterfüllten Auge, oft schon zu Beginn der Erkrankung. Die sichtbaren Veränderungen einer Heberden-Arthrose an den Fingern (siehe Abb. 28) sind für den Patienten ebenso beunruhigend wie die viel folgenschwereren der chronischen Polyarthritis. Oft sind Schuld- und Angstgefühle eng miteinander verknüpft, und falsche Ernährungs- oder Lebensweise wird als selbstverschuldete Ursache angeführt.

Die Angst, wie übrigens alle Affekte und Emotionen, steht in Wechselbeziehung zur Muskelspannung. So erklärt sich die Tatsache, dass zum Beispiel der arthrotische Schmerz emotional deutlich beeinflusst werden kann, sei es durch Freude, Ablenkung oder eben durch ängstliche Befürchtungen. Aus diesem Grund dürften nicht nur die körperlichen Belastungen, sondern auch die seelischen Spannungen für die Verschlimmerung bestimmter degenerativer Veränderungen verantwortlich gemacht werden.

Die Arthrose kann auch als Ort des geringsten Widerstandes (locus minoris resistentiae) im psychologischen Sinne wirken. Das heisst, dass in Konfliktsituationen nicht selten der Schmerz in Richtung des vorgeschädigten Gelenkes oder der Wirbelsäule gebahnt wird und es psychogen zu einem Wiederauftreten oder einer Verschlimmerung des rheumatischen Schmerzes kommt.

12. Reaktive Depression

Die körperlichen Folgen der chronisch-rheumatischen Erkrankung, ob entzündlich oder degenerativ, führen in vielen Fällen zu mehr oder weniger starker Abhängigkeit von Bezugspersonen, was zahlreiche Probleme schafft. Dies hat psychische Verstimmungen zur Folge, die bis zur sogenannten sekundären oder reaktiven Depression reichen. Bis es allerdings soweit kommt, durchläuft der Kranke verschiedene Stadien.[8] Sie dürften für alle körperlichen invalidisierenden Leiden ihre Gültigkeit besitzen. Diese Stadien sind:

- Der durch die Krankheit bedingte Verlust bestimmter Funktionen und die Beeinträchtigung der familiären und beruflichen Situation führen zum sogenannten Objektverlusterlebnis;
- Die damit verbundene Verminderung des Selbstwertgefühls bedeutet eine narzisstische Kränkung. Sie führt zu Ängsten vor Symptomverschlimmerung und zu hypochondrischer Selbstbeschäftigung, die einen Teil der psychischen Energien zu absorbieren vermögen, oft auf Kosten der Umweltbeziehung;
- Die narzisstische Kränkung ruft beim Patienten eine reaktive Mobilisierung aggressiver Triebwünsche hervor, welche als Frustrationsaggressionen bezeichnet werden. Da diese jedoch vom Patienten nicht ertragen werden, weil er befürchtet, die Gunst seiner Bezugspersonen zu verlieren, müssen diese Aggressionen wieder abgebaut werden. Diese Aggressionsabwehr ist Ursache für die Entstehung der sekundären Depression.

Auf jeder dieser Stufen findet die sogenannte Verleugnungsarbeit statt, eine besondere Art psychischen Selbstschutzes, den sich der Patient angesichts seines Leidens aufbaut. Diese Verleugnung bezieht sich auf den Schweregrad der Krankheit, das Ausmass der narzisstischen Kränkung und der Aggressivität und steht in Beziehung zur Abhängigkeit von der Umwelt.

[8] Freyberger; H., K. H. J. Ritter: Akt. Rheumatol. 1:129 S. 83 (1976)

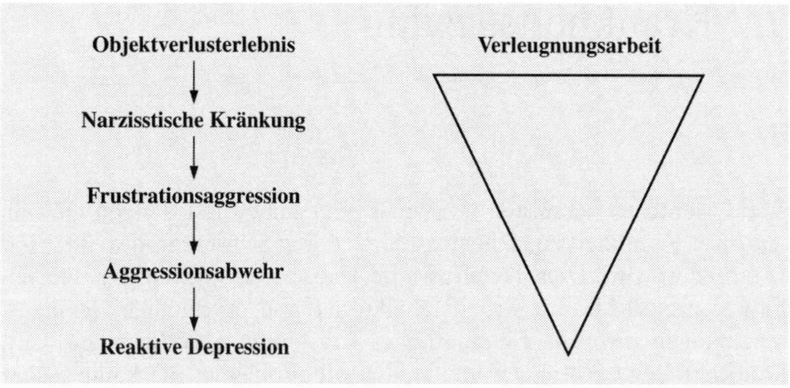

Abbildung 35: Entstehung der reaktiven Depression

13. Krankheitsgewinn

Viele Menschen versuchen – bewusst oder unbewusst – einen Gewinn aus ihrer Krankheit zu ziehen, wodurch deren Schweregrad weitgehend verschleiert wird. Dies beeinflusst die Therapieerfolge und die Beurteilung der tatsächlichen Arbeitsfähigkeit. Diese psychischen Begleiterscheinungen chronisch-rheumatischer Erkrankungen bilden den Kern ärztlicher Begutachtungen und stellen oft Probleme, die kaum lösbar sind. Aus psychosomatischer Sicht interessieren besonders diejenigen Patienten, welche ihre Krankheit in unbewusster Weise gebrauchen, um ihr psychisches Gleichgewicht zu erhalten.

Durch die Krankheit wird ein bestimmter Konflikt neutralisiert (primärer Krankheitsgewinn) oder es erwachsen dem Patienten aus dem Kranksein heraus neue Beziehungsmöglichkeiten oder verbesserte Existenzgrundlagen (sekundärer Krankheitsgewinn). In allen diesen Fällen dient das körperliche Leiden als Krücke für die gefährdete Psyche. Durch die Verlagerung eines Konflikts in das Krankheitsgeschehen erreichen diese Menschen eine gewisse Konfliktfreiheit, eine psychische Entlastung.

Primärer Krankheitsgewinn:

Neutralisation des Konflikts

Sekundärer Krankheitsgewinn:

Neue Beziehungsmöglichkeiten
Neue Existenzgrundlagen

Abbildung 36: Krankheitsgewinn

Indem der Patient gepflegt und gehegt wird, findet gleichzeitig eine Regression statt, d. h. eine Rückentwicklung in kindliche Verhaltensweisen, aus welcher er keinen Ausweg mehr findet. Wenn zusätzlich der materielle Verlust durch eine Taggeld- oder Rentenleistung aufgefangen und die existenzielle Sicherheit gewährleistet werden, ist der Krankheitsgewinn vollständig. Es scheint für viele Menschen leichter zu sein,

Schmerzen zu ertragen, als auf den Krankheitsgewinn zu verzichten. Diese Situation wird sicher gefördert, wenn der Kranke, wie in so vielen Fällen, in einem wenig zufriedenstellenden Beruf oder in unglücklichen Familienverhältnissen lebt, aus welchen nur das chronische Leiden einen Ausweg verspricht, sei es durch vermehrte menschliche Zuwendung oder durch den Ausbruch aus dem unbefriedigenden Beruf. Eine Wiedereingliederung in das Familien- und Berufsleben ist eben nur möglich, wenn hierfür eine genügende Motivation besteht, wenn Freude an der Arbeit, am Arbeitsmilieu die Triebfeder der Rehabilitation darstellt.

Keine Rehabilitation
ohne
Motivation

Abbildung 37

So erklären sich viele Misserfolge der Rehabilitationsversuche nach an sich erfolgreichen orthopädisch-chirurgischen Eingriffen, wie dies nicht selten nach Diskushernienoperationen beobachtet wird.

Auf die weitreichenden sozialmedizinischen Probleme der Krankschreibung und Berentung wird in einem späteren Kapitel eingegangen.

Schliesslich ist zu bedenken, dass es auch einen sekundären Krankheitsgewinn im guten Sinne gibt. Je nach Persönlichkeit gelingt es dem chronischen Rheumatiker, seinem Leiden positive Seiten abzugewinnen; es werden Talente entdeckt und gefördert, welche bei völliger Gesundheit vielleicht brachgelegen hätten. Es kommt zu persönlichen Reifeprozessen, die ihrerseits eine günstige Rückwirkung auf das Leiden selbst haben.

Aus psychologischen Gründen sind folgende Punkte im ärztlichen Therapieplan wichtig:

- **Information des Patienten und seiner Familie über Diagnose und Prognose der Erkrankung**
- **Beratung und Betreuung des Patienten unter Mitwirkung nichtärztlicher Institutionen, zum Beispiel der Rheumaligen**
- **Unterstützung seines Kampfes gegen die Enthoffnung.**

Abbildung 38

Jeder Hoffnungsschimmer auf Stabilisierung oder Besserung des Leidens ist eine wichtige Hilfe. Dabei spielt ein breitgefächertes Behandlungskonzept einschliesslich der modernen Rheuma-Chirurgie eine grosse Rolle.

14. Der ältere Rheumapatient und sein Arzt

Die Lebenserwartung der Bevölkerung hat im Laufe der Jahrzehnte besonders in den industrialisierten Ländern stetig zugenommen. So ist es nicht verwunderlich, dass in der Sprechstunde des Arztes der Anteil älterer Patienten wesentlich höher geworden ist. Da aber ältere Menschen fast immer Abnützungerscheinungen an den Gelenken und an der Wirbelsäule haben, die von ihnen als «Rheuma» empfunden werden, bevölkern sie als «Rheumapatienten» die Praxis sowohl des Allgemeinmediziners wie des Rheumatologen. Die Geronto-Rheumatologie ist bereits eine neue Wissenschaft.

Der ältere Rheumapatient stellt den Arzt vor aussergewöhnliche Probleme, wie ich anhand der folgenden Beispiele beleuchten möchte.

Die einzige Klage eines 85jährigen Ballettmeisters betraf einen Schulterschmerz, den er nur bei extremen Armbewegungen verspürte. Erstaunt vernahm ich, dass ihn keinerlei andere Beschwerden belästigten. Er wünschte einzig eine völlig schmerzlose und freibewegliche Schulter. Dieser Patient erweckte in mir sowohl Bewunderung wie Ablehnung. Seine Forderung nach absoluter Gesundheit erschien mir überheblich und unverständlich.

Eine 76jährige jugendlich wirkende Psychotherapeutin kam in die Sprechstunde wegen ihrer an sich harmlosen Fingerarthrosen, die ihre früher schönen Hände etwas verunstalteten. Weder die leichten Schmerzen noch die geringgradige Bewegungseinschränkung beunruhigten diese ältere Dame, sondern einzig und allein die ästhetische Einbusse.

Diesen beiden betagten Rheumapatienten war gemeinsam, dass sie in ihrem Beruf noch voll integriert waren und offenbar weder einen funktionellen noch einen ästhetischen Schaden in Kauf nehmen wollten.

Wesentlich häufiger habe ich allerdings mit älteren Rheumakranken zu tun, bei denen weniger die therapeutischen Massnahmen als vielmehr die Arzt-Patient-Beziehung wichtig ist.

Da war zum Beispiel die 72jährige ehemalige Röntgenassistentin, die an einer schweren Osteoporose (Kalkmangel der Knochen) litt. In den jeweiligen Konsultationen schilderte sie ihre Beschwerden eher kurz und stereotyp. Anschliessend jedoch folgte jeweils ein längeres Gespräch, sei es über Erbschaftsangelegenheiten, über die Situation im Altersheim oder auch schlicht über das Problem, wie ihr Koffer zur Bahnstation gebracht werden könnte. An eine Unterbrechung der gesprächigen Dame war nicht zu denken. Mein geduldiges Zuhören wurde strapaziert; und schliesslich durfte ich die ältere Dame höflich verabschieden. Es beruhigte mich, dass meine Praxisgehilfinnen in solchen Fällen stets bereit waren, das Gespräch noch einige Zeit fortzuführen.

Anders war die Begegnung mit einer 70jährigen chronischen Polyarthritikerin, die in grösseren Abständen zu Gelenksinjektionen kam. Der technische Teil nahm wenig Zeit in Anspruch, umso mehr aber das anschliessende Gespräch über eine langjährige Freundschaft mit ihrem Lebenspartner, die zu Ende gehen drohte. Die gute Beziehung zum Arzt half ihr, diesen bedrückenden Lebensabschnitt zu meistern.

Schwieriger gestaltet sich das Verhältnis zu wenig differenzierten älteren Rheumapatienten. Ihre körperlichen Beschwerden sind unklar, atypisch, oft psychosomatischer Natur. Das Bedürfnis nach Zuwendung und liebevoller Aufmerksamkeit ist offensichtlich, die Rheumaerkrankung wird beinahe zur Nebensache. Solche Patienten sind in der rheumatologischen wie in der allgemeinärztlichen Praxis sehr häufig. In vielen Fällen stellt sich ein Missverhältnis zwischen den Wünschen des Kranken und den Möglichkeiten des Arztes ein, und es kommt zu Frustrationen auf beiden Seiten. Glücklicherweise findet sich in Vorzimmern, Laboratorien und Behandlungsräumen ärztliches Hilfspersonal, das die als unzureichend empfundene ärztliche Zuwendung aufzufangen versteht. Die warmherzige Schwester bewirkt oft mehr als der ungeduldige Arzt in Zeitnot.

Besondere Erwähnung verdienen diejenigen älteren Rheumapatienten, die in geistiger Klarheit ihre altersbedingten rheumatischen Leiden angenommen und mit ihnen zu leben gelernt haben. Nicht selten versuchen sie, den Arzt zu trösten, dessen Ohnmacht in der Behandlung solcher Leiden sie bemerken und verstehen.

Dank der modernen Gelenkchirurgie steht der Arzt heute den schweren Gelenkserkrankungen weniger hilflos gegenüber. Bettlägerige Gelenkgeschädigte werden wieder gehfähig, schwere Hüftgelenksarthrotiker zum Beispiel können dank Gelenkprothesen wieder Spaziergänge und Wanderungen unternehmen. Diese Rheumapatienten erfahren im Vergleich zu früher eine ungeahnte Verbesserung ihrer Lebensqualität.

Aus dem Gesagten geht hervor, dass nicht die körperliche Behandlung allein wichtig ist, sondern ebenso die Langzeitbetreuung und die ärztliche Zuwendung. Der Besuch beim Arzt hat im Leben des älteren Patienten einen ganz besonderen Stellenwert. Oft bietet er ihnen einen Ausbruch aus Einsamkeit, Isolierung und Langeweile. Die ärztliche Praxis stellt beinahe einen Ersatz für die fehlende Familie dar. Er fühlt sich beim Arzt und dessen Praxis aufgehoben. Die gute Beziehung zwischen den älteren, chronisch kranken Menschen zu ihrem Arzt ist also, wie wir sehen, ein wichtiger Teil der Behandlung.

Bei vielen älteren Rheumapatienten besteht natürlich die unterschwellige Angst vor Siechtum und Tod. Sie äussert sich zum Beispiel im regelmässig geäusserten Wunsch nach der Blutdruckmessung, die dann beinahe zu einer kultischen ärztlichen Handlung wird. Eine beruhigende Auskunft kann hier mehr bewirken als eine allzu genaue Angabe des Messwertes.

Ich habe durch Umfragen untersucht, wie oft Ärzte älteren, an Depressionen leidenden Rheumapatienten Antidepressiva verordnen. Überraschenderweise stellte ich fest, dass dies nicht allzu häufig der Fall ist. Vielmehr werden «Kräftigungsmittel» gewünscht und auch gegeben. Zu wenig wird daran gedacht, dass Antidepressiva wegen ihrer guten stimmungsaufhellenden und angstlösenden Wirkung einen schmerzlindernden Effekt haben und deshalb verschrieben werden sollten. Es zeigt sich aber, dass Unsicherheit darüber besteht, ob diese Medikamente effektiv eingenommen werden, vor allem in der richtigen und optimalen Dosierung.

15. Rheuma, Sport und Psyche

Viele Rheumapatienten wissen nicht genau, ob sie Sport treiben dürfen. Sie fragen den Arzt in der Sprechstunde ebenso wie im privaten Kontakt, wie weit sie ihren geliebten Sport ausüben können. Die Antworten fallen nicht leicht, denn sie berühren einen Teil der Lebensqualität, ja nicht selten einen Lebensinhalt.

Einer meiner Freunde spielt leidenschaftlich Golf. Sein sportliches Vergnügen wird durch einen chronischen Schulterschmerz beeinträchtigt. Eine 20jährige Skirennfahrerin sieht ihre sportliche Laufbahn durch Knieschmerzen infolge eines Kniescheibenschadens in Frage gestellt. Ein elfjähriger Turner, vielversprechendes Talent der Juniorenriege, verspürt jeweils beim Absprung vom Reck oder Barren heftige Kreuzschmerzen, die durch eine angeborene Wirbelverschiebung in der Lendenwirbelsäule ausgelöst werden. Ein 50jähriger Koxarthrotiker ist ein begeisterter Wanderer, der seine Berge über alles liebt.

Die Beispiele liessen sich beliebig fortsetzen. Alle diese Menschen weisen eine Behinderung im Bewegungsapparat auf. Es sind nicht die akuten Schmerzzustände, sondern die schmerzfreien Intervalle, die sie veranlassen, ärztlichen Rat zu suchen. Auch sind es kaum Patienten mit einem schwereren entzündlichen Rheumaleiden, die noch sportlich aktiv sein möchten. Erfahrungsgemäss ist ein sportlich-spielerisch betriebenes Körpertraining gerade für Körperbehinderte ausserordentlich gewinnbringend. Bei diesen sind nicht die Art und das Ausmass der sportlichen Betätigung ausschlaggebend, sondern die Hebung des Selbstvertrauens und der Abbau von Aggressionen. Ebenso bedeutsam ist das dadurch erworbene neue Körpergefühl. Diese psychischen Nebeneffekte des Behindertensports beeinflussen das Krankheitsgeschehen in positiver Weise.

Kein Alter ist verschont. Die Eltern fragen besorgt nach der idealen Sportart für ihr Kind, das an einer Wirbelsäulenverkrümmung leidet. Der 35jährige Bankbeamte möchte trotz oder wegen seines Rückenschadens weiter Firmenfussball spielen. Eine über 50jährige Hausfrau glaubt, dass Tennis für ihr Übergewicht und für ihre Rückenschmerzen gut wäre.

Partnerschaftliche Probleme im Rahmen sportlicher Betätigung werden nicht selten an den Arzt herangetragen. Der Wunsch nach gemeinsamem Tun droht in einen Konflikt auszuarten. Skilaufen zu zweit ist eben reizvoller als allein. Ein anderes Motiv hat die ältere gehbehinderte Frau, die sich mühsam auf Gruppenwanderungen mitschleppt, eifersüchtig auf ihren rüstigen Ehemann. Beinahe grotesk ist die Situation, wenn eine 80jährige teilinvalide Frau den Arzt bittet, ihren 85jährigen Gatten zu vermehrtem Gehen zu veranlassen. Ob ihm etwas fehle, fragte ich. «Nein, das nicht, er ist kerngesund, aber gehen soll er», war die besorgte Antwort.

Haltungsschäden oder auch Wachstumsstörungen im Sinne des Morbus Scheuermann fordern die ärztliche Ermahnung zu Sport geradezu heraus. Wir Ärzte wissen, dass kräftige Rückenmuskeln die Folgen kompensieren. Schwierigkeiten ergeben sich durch das Temperament des Patienten. Welche Sportart kann, wenn überhaupt, einem wenig körperbewussten Phlegmatiker zugemutet werden? Konstitution, Erbanlage und Motivation lassen ärztliche Ratschläge bezüglich Sport auf mehr oder weniger fruchtbaren Boden fallen. Trägheit, Bequemlichkeit – wer geht nicht gern den Weg des geringsten Widerstands? – machen die besten Vorsätze zunichte.

Der Sport in Gruppen, von Selbsthilfeorganisationen und Rheumaligen angeboten, ist ausserordentlich hilfreich. Das gegenseitige Anspornen bewirkt Wunder. Dies gilt auch für das Tanzen, das mit viel Erfolg für Behinderte und Senioren veranstaltet wird.

Der ältere Mensch ist der Gefahr der Osteoporose (Kalkmangel des Skeletts) ausgesetzt. Genetische, hormonale und Ernährungsfaktoren spielen dabei eine wesentliche Rolle. Dennoch ist es auffallend, welch guten Kalkgehalt das Skelett von sportlich trainierten älteren Menschen aufweisen kann. Es stellt sich die Frage, ob die regelmässige Gymnastik, das Training auf dem Heimvelo oder der tägliche längere Fussmarsch trotz rheumatischer Beschwerden nicht auch zum Sport gezählt werden dürfen. Ich meine ja.

Sport ist nach Duden Spiel, Leibesübung und Liebhaberei. In ärztlich-psychologischer Sicht ist er vom Hochleistungs- und Berufssport zu unterscheiden. Die Betreuer und Ärzte dieser Sportler sind nicht zu beneiden. Für die Ärzte jedoch, welche einem aus rheumatologisch-orthopädischen Gründen behinderten Menschen zu einer Sportart verhelfen, die Leibesübung, Spiel und Liebhaberei zugleich sind, bedeutet dies eine besondere Aufgabe, die einiges psychologisches Geschick und viel Einfühlungsvermögen voraussetzt. Diese Aufgabe ist besonders dann ernstzunehmen, wenn eine übersteigerte sportliche Betätigung dem Patienten Schaden zufügen könnte.

Mut und Ausdauer sind sportliche Tugenden, Übermut und Masslosigkeit menschliche Untugenden. Bei der psychologischen Beratung des Rheumapatienten bezüglich Sport begibt sich der Arzt auf einen Schwebebalken – um ein Bild aus dem Sport zu gebrauchen. Er ist nie ganz sicher, ob er am Ende auch ankommt.

16. Kritisches zur Rheumabehandlung

Im Rahmen dieses Buches kann nicht auf alle Möglichkeiten der Behandlung rheumatischer Erkrankungen eingegangen werden. Weder können alle Rheumamittel und die verschiedenen physikalisch-therapeutischen Massnahmen aufgezählt noch deren Wirkung besprochen werden.

Im folgenden soll nur auf einige psychologische Aspekte der Rheumabehandlung aufmerksam gemacht werden. Auf psychologische Besonderheiten der Schmerzbehandlung habe ich bereits im Kapitel über das «Alle-tut-weh-Syndrom» hingewiesen (Seite 40).

1.6.1. Sinn und Unsinn der medikamentösen Rheumabehandlung

Der Arzt wird heute, vielleicht mehr denn je, von einer wahren Medikamentenflut überschwemmt. Die Antirheumatika nehmen dabei Spitzenränge ein.

Offenbar waren die Verhältnisse früher auch nicht viel anders. So schrieb Kurt Tucholsky im Jahre 1930:[9]

«Es gibt nur fünfzehn Medikamente seit Hippokrates selig und doch ist es einer weitentwickelten Industrie von Chemieunternehmen und den Fabriken zur serienmässigen Herstellung von Arzneien gelungen, aus diesen fünfzehn Medikamenten vierhundertvierzigtausendvierhundertvierzig gemacht zu haben, manche werden unmodern, die werfen wir dann fort. Ja, verdient wird auch daran, aber das ist es nicht allein: Die Leidenden wollen das so. Sie glauben an den Wundermann – Professor oder Laien –, sie glauben auch an diese buntetikettierten und sauberverpackten Dinge, die mit «in» oder mit «an» aufhören und eben einige jener fünfzehn Medikamente in neuerer Zusammensetzung enthalten.»

Diesem satirischen Zitat ist allerdings beizufügen, dass wir Ärzte froh darüber sind, aus einer ganzen Reihe von Präparaten wählen zu können.

[9] Tucholsky, Kurt: «So siehst du aus» S. 322 (Bertelsmann/Rowohlt)

Wir sind bestrebt, die optimale Wirksamkeit und die individuelle Verträglichkeit herauszufinden. Oft ist es auch aus psychologischen Gründen angezeigt, ein Medikament zu wechseln.

Bei chronischen degenerativen oder altersbedingten Gelenk- und Wirbelsäulenschmerzen lassen sich vielmals Antirheumatika reduzieren oder gar weglassen, wenn dem Kranken klargemacht werden kann, dass eine völlige Schmerzfreiheit nicht zu erreichen ist. Es ist erstaunlich, wieviele Patienten sich mit Restbeschwerden und eingeschränkten Funktionen abfinden, wenn sie über die notwendigen Änderungen ihrer Lebensführung beraten werden. Einfachste Massnahmen am Arbeitsplatz oder im Haushalt tragen hierzu bei.

Vergessen wir aber nicht, therapie- und medikamentensüchtige Menschen gibt es in jedem Alter. Sie sind nicht bereit, Schmerzen in Kauf zu nehmen und sehen ihr Ziel in uneingeschränktem Wohlbefinden und absoluter Leistungsfähigkeit.

Bei funktionellen beziehungsweise psychorheumatologischen Schmerzzuständen genügt oft ein Gespräch über die psychosozialen Hintergründe, damit Medikamente überflüssig werden.

Viele der verordneten Medikamente werden überhaupt nicht eingenommen. Sie liegen ungebraucht oder in angebrochenen Packungen in

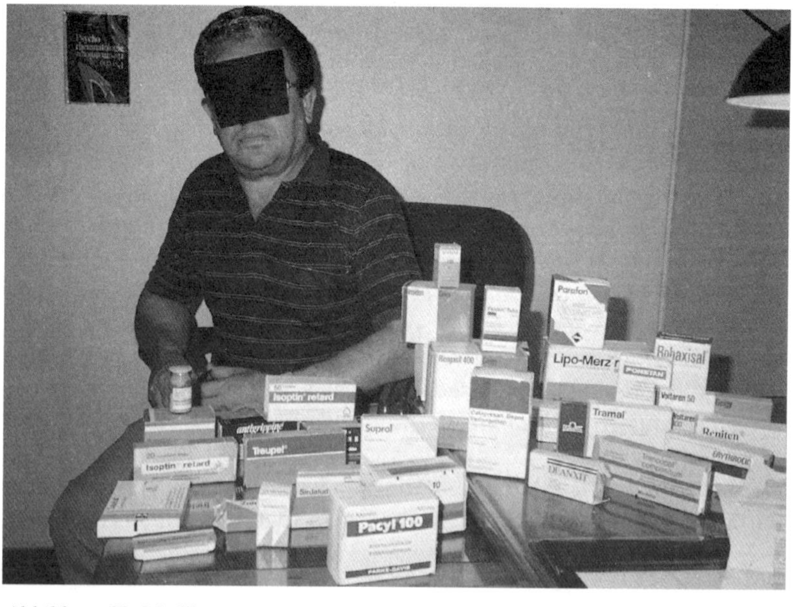

Abbildung 39: Medikamente verordnet – nie eingenommen

den Schubladen. Diese Patienten haben eben bereits erfahren, dass ihnen Medikamente allein nicht helfen.

16.2 Die Salbenbehandlung

Seit Urzeiten wird der Mensch gesalbt, zur Schönheit, zur Gesundung, zur Krönung und zur Weihe. Die Salbe ist eines der wichtigsten Heilmittel der Volksmedizin und der Selbstbehandlung. Sie ist Teil einer Kultur wie eines Kults und vereinigt auf sich mystische und magische Vorstellungen. Die Wirkung einer Salbe nur auf die in ihr enthaltenen Wirkstoffe zu beschränken, wird diesen Gegebenheiten nicht gerecht. Deshalb ist es angebracht, im Rahmen dieses Buches einige psychologische Gesichtspunkte dieser Behandlungsform zu beleuchten.

Um Missverständnissen vorzubeugen, möchte ich betonen, dass ich die Salbenanwendung bei vielen Schmerzzuständen überaus schätze. Viele moderne Salbengrundlagen lassen entzündungs- und schmerzlindernde Wirkstoffe durch die Haut eindringen. Auf diese Weise gelangen sie direkt an die erkrankten Stellen und entlasten Magen und Stoffwechsel.

Es gibt also gute Gründe zur Salbenbehandlung – denn sie ist:

- eine unschädliche Behandlung von leichten rheumatischen Schmerzen, bei welchen Pillen, Tabletten oder Injektionen nicht notwendig sind;
- eine zusätzliche Behandlung bei schwereren Rheumaerkrankungen;
- eine alternative Behandlung bei medikamenten- und spritzenfeindlichen Patienten sowie bei Magen-Darm-Unverträglichkeit.

Die Salbentherapie ist nicht unbestritten, sie wird von manchen nicht ernst genommen. Ich bin der Ansicht, dass neben der erwähnten pharmakologischen eine psychologische Wirkung besteht, und dass der Salbenbehandlung eine zusätzliche suggestive Kraft innewohnt, die einen Teil des Heilerfolges ausmacht.

Weil die Salbenbehandlung harmlos ist, entspricht sie dem Wunsch vieler Patienten. Eingesalbt zu werden, gehört ja zu den angenehmeren Formen der Behandlung. So schrieb Bernard Shaw 1911 in seinem Buch «The Doctor's Dilemma», sinngemäss übersetzt:

«Wünsche von Patienten sind nicht immer unbedingt vernünftig, oft aber recht einfach. Sie fürchten die Krankheit und wünschen vor ihr bewahrt

zu werden. Wissenschaftliche Massnahmen verstehen sie kaum, auch sind sie ihnen zu kostspielig. (...) Was die Leute deshalb möchten, sind Wundermittel zur Vorbeugung und eine preiswerte Arznei um ihre Krankheiten zu heilen (...) Der Arzt, der sich über den Aberglauben seiner Patienten hinwegsetzt, wäre bald ruiniert. Kurz, die ärztliche Praxis wird nicht von der Wissenschaft bestimmt, sondern von Angebot und Nachfrage.»

Aus allen diesen Gründen sollte der altbewährten Salbe ihr angestammter Platz in der Behandlung rheumatischer Erkrankungen belassen werden.

16.3 Physikalische Therapie als Psychotherapie?

Die Überschrift zu diesem Abschnitt ist provokativ und wirft eine für den Therapeuten wichtige Frage auf. Im Kapitel «Physikalische Therapie» bei der Behandlung des «Alles-tut-weh-Syndroms» (Seite 43) habe ich bereits darauf hingewiesen, dass gewisse Formen der physikalischen Therapie eine «Psychotherapie mit physikalischen Mitteln» darstellen. Es ist kaum zu bestreiten, dass der apparativen Behandlung ein nicht unerheblicher magischer Effekt zugeschrieben werden muss. Weiter ist erwiesen, dass Massage zur Unterstützung einer antidepressiven Behandlung angezeigt ist und dass auch Gymnastik und Tanz psychotherapeutisch wirken.

Die Frage also, ob physikalische Therapie als zusätzliche Psychotherapie eingesetzt werden darf, würde ich bei funktionellen psychosomatischen Schmerzzuständen des Bewegungsapparates bejahen, weil der psychosomatische Schmerz, wie mehrmals ausgeführt, echt ist und hauptsächlich auf Muskelverspannungen beruht. Mit der physikalischen Therapie wird der Schmerz sowohl auf der körperlichen wie auch auf der psychischen Ebene angegangen. Physikalische Massnahmen sind also in mehrfacher Hinsicht wirksam. Zum therapeutischen Effekt gehören suggestive Kräfte ebenso wie die persönliche Zuwendung und das Handanlegen des Behandlers. Es ist aber unerlässlich, dass der Arzt den Therapeuten über die psychosomatische Natur des Schmerzzustandes informiert.

16.4 Unkonventionelle Rheumabehandlung

Therapieformen, die jenseits der klassischen Schulmedizin stehen, werden als alternativ, paramedizinisch, komplementär, unorthodox oder unkonventionell bezeichnet. Sie haben gerade beim «Rheuma», das als eine «Volkskrankheit» gilt, eine besonders grosse Verbreitung und stehen in engstem Zusammenhang mit der Volksmedizin und der Selbstbehandlung.

Die Zahl der unkonventionellen Behandlungsformen geht beinahe ins Unendliche. Es ist unmöglich, Beispiele von wundersamen Heilungen und bitteren Enttäuschungen anzuführen. Im folgenden möchte ich darauf eingehen, warum ein Rheumapatient eine solche ausserschulische Behandlung sucht und wie sich der Arzt hierzu zu verhalten hat.

16.4.1 Warum sucht der Rheumakranke eine unkonventionelle Behandlung?

Die Chronizität und Unheilbarkeit zahlreicher rheumatischer Erkrankungen spielen hierbei die wichtigste Rolle. Der Kranke schwankt zwischen rationalen und irrationalen Heilungsvorstellungen, zwischen Hoffnung und Resignation. Er reagiert auf eine allzu materialistische Medizin mit der Hinwendung zur Magie. Es scheint, dass das Mittelalter nicht überwunden ist. Paracelsus, der grosse Naturheiler des Mittelalters, lebt in und um uns herum, seine paramedizinischen Anweisungen haben sich als dauerhaft erwiesen. Er forderte mit Recht, dass die Behandlung auf den ganzen Menschen und nicht auf die Krankheit allein zu zielen habe, und dass der Arzt auch ein guter Psychotherapeut sein müsse.

Viele Patienten sind heute verunsichert und stehen der Schulmedizin und ihren Medikamenten ablehnend gegenüber. Schuld daran sind zum Teil die Medien, in welchen Zwischenfälle und Misserfolge oft einen grösseren Raum einnehmen als die viel bedeutenderen Errungenschaften der Schulmedizin.

Anderseits werden mit Reklame falsche Hoffnungen geweckt.

Glaube und Aberglaube haben ihren Anteil an Leben, Krankheit und Tod. Wie das Kind glaubt der erwachsene Mensch in bestimmten Situationen, dass seine Wünsche, seine Vorstellungen und Phantasien den Lauf der Dinge, die Wirklichkeit beeinflussen können. Deshalb trägt der Rheumatiker Kastanien in seiner Hosentasche und Kupferringe am

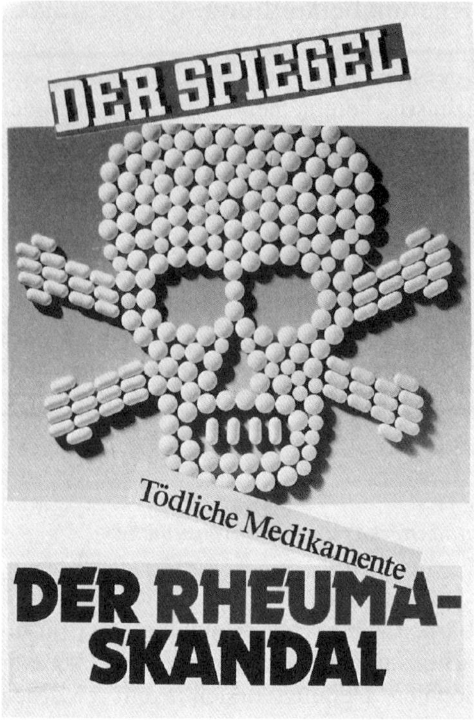

Abbildung 40: Angst-
erzeugende Publizistik

Arm, die nicht nur der Behandlung, sondern auch der Vorbeugung dienen sollen. Armbänder, Ohr- und Fussringe werden wie geheimnisvolle Amulette gegen die Bedrohung durch Krankheit und Tod getragen.

In engstem Zusammenhang damit steht die Autosuggestion, die wie die Fremd- und Massensuggestion eine zentrale Bedeutung besitzt. Suggestion kann den Verlauf einer Krankheit bestimmen. Es war interessant zu vernehmen, dass an der Olympiade 1984 in Los Angeles zahlreiche Athleten ihre Leistungen durch abergläubische Handlungen zu steigern suchten.

Auf die medizinische Behandlung übertragen ist es ein Unsinn, den Menschen als ein therapeutisches Passivum zu betrachten, dessen Organismus nur auf ärztliche Massnahmen – welcher Art auch immer – reagiere. Es wohnen ungeheure Heilkräfte in jedem Menschen, die auf vielfältigste Weise mobilisiert und unterstützt werden können. Hinzu kommt, dass das Leben nicht nur auf dem Prinzip von Ursache und

Wirkung beruht. Der Organismus reagiert auf Zeichen, die für seine Funktion von Bedeutung sind. Magie hat einen solchen Einfluss auf den Menschen. Es ist offensichtlich, dass alternative Therapeuten den Code solcher Zeichen beherrschen und sie vom Patienten auch verstanden werden. Dies ist wahrscheinlich das Geheimnis ihrer Erfolge.

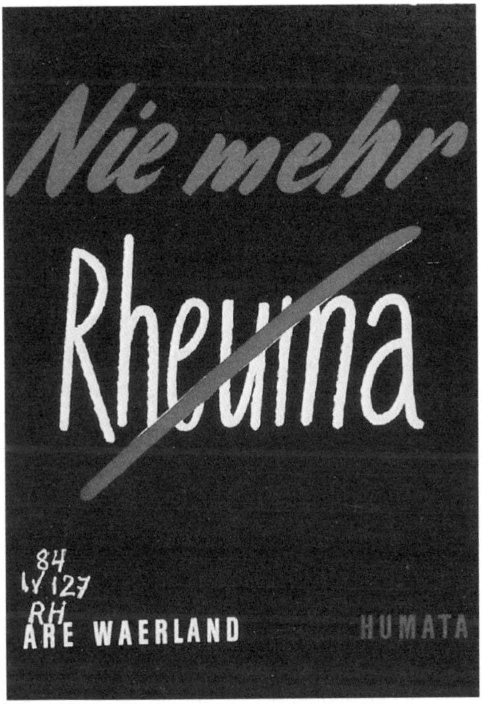

Abbildung 41: «Schön wär's»

16.4.2 Wie soll sich der Arzt gegenüber der unkonventionellen Behandlung verhalten?

Diese Frage ist in allgemeiner Form nicht zu beantworten. Zuviele subjektive Einflüsse lassen die ärztliche Haltung von grosser Toleranz bis zur völligen Intoleranz variieren. Sicher ist dabei zu unterscheiden, ob es sich um weitgehend etablierte Formen wie Chiropraktik, Akupunktur und Homöopathie handelt, oder ob die paramedizinischen Methoden eher der Scharlatanerie zuzurechnen sind. Eine besondere Stellung nehmen die Geistheiler ein, die zum Beispiel in England anerkannt sind.

Eine der bekanntesten ausserschulischen Behandlungen ist die Homöopathie. Dazu ist zu sagen, dass in den höher «potenzierten» (traditionsgemäss verdünnten) homöopathischen Heilmitteln überhaupt keine oder fast keine Wirkstoffe mehr vorhanden sind. Therapeutische Wirkungen, die über Suggestiveffekte hinausgehen, sind von neutralen Prüfern in entsprechenden Versuchsserien nie beobachtet worden. Es gilt hier der Satz von Paracelsus (1493–1541): «Was die Zähne kauen, ist die Arznei nit. Es liegt nit am Leib, sondern an der Kraft.» Dass man dabei bereits in die Nähe theologischer Dimensionen gelangt, liegt auf der Hand. Wer aber möchte ernsthaft bezweifeln, dass ihnen nicht stärkste therapeutische Kräfte zukommen?

«Was die Zähne kauen,
ist die Arznei nit;
niemand sieht die Arznei.
Es liegt nit am Leib,
sondern an der Kraft»

(Paracelsus)

Abbildung 42: Paracelsus und die Homöopathie

Die Akupunktur ist weit verbreitet und erfreut sich einer zunehmenden Beliebtheit. Es kann ihr ein unmittelbarer schmerzlindernder Effekt nicht abgesprochen werden. Eine krankheitsspezifische Bedeutung besteht mit Sicherheit nicht. Die wissenschaftliche Untersuchung der Wirkungsweise von Akupunktur ist noch nicht abgeschlossen. Es wird theoretisch angenommen, dass bei dieser Nadelstichmethode gewisse körpereigene Stoffe freigesetzt werden, die über die Schmerzzentren eine schmerzlindernde Wirkung entfalten. Der suggestive Anteil ist auch bei dieser Methode gross.

In diesem Zusammenhang möchte ich auf die Frage eingehen, ob eine Zusammenarbeit zwischen Vertretern der schulischen und ausserschulischen Methoden möglich sei. Ich glaube, dass sie in bestimmten Grenzen zustande kommen könnte, so zum Beispiel bei den funktionellen beziehungsweise psychosomatischen Störungen, aber auch bei körperlichen Erkrankungen, vorausgesetzt dass die medizinische Diagnose einwandfrei geklärt ist. Meines Erachtens hat aber die schulmedizinische Behandlung erste Priorität. So wäre zum Beispiel ein naturheilerisches Vorgehen bei einem Brustkrebs verhängnisvoll, weil eine lebensrettende Frühbehandlung verhindert würde. «Der richtige Zeitpunkt ist nur ein Augenblick.» Dieser Ausspruch des berühmten Zürcher Internisten Wilhelm Löffler (1887–1972) ist bei jeder Erkrankung zu bedenken.

Hierzu ein Zitat aus einem Beitrag von Professor Jean Lindenmann (Zürich):[10]

«Auch wenn die Komplementärmedizin sich auf eine gewisse Nachfrage berufen kann, so darf sie doch auf keinen Fall beanspruchen, auf die gleiche Stufe gestellt zu werden wie die naturwissenschaftliche Medizin. Ein letztes Gedankenexperiment mag das belegen. Bei allen Kriegen und Katastrophen der letzten Zeit hat man immer wieder lesen müssen, dass die schlimmste Not durch den Mangel an medizinischer Versorgung und an Medikamenten verursacht wurde. Welches sind die Medikamente, die am dringendsten gebraucht werden? Man stelle sich vor, es würden in ein solches Notstandsgebiet Hilfsgüter von Helikoptern abgeworfen, gekennzeichnet vom Roten Kreuz. Die Ärzte vor Ort stürzen sich auf die Pakete, mit fiebrigen Händen werden sie aufgerissen, und was findet sich? Nicht Antibiotika, nicht Schmerzmittel, nicht Infusionslösungen, nicht sterile Spritzen, nicht Steroide, nicht Insulin, kein Beatmungsgerät, sondern: ein paar Säcke Kräutertee, eine Packung Akupunkturnadeln, einige Fläschchen mit homöopathischen Pillen, ein Leitfaden der Irisdiagnostik . . . Na ja, komplementär eben. Komplementär wie eine bunte Krawatte zu einem rechten Anzug. Ohne Krawatte kann man ganz gut leben. Aber nur mit einer Krawatte angetan herumzulaufen, empfiehlt sich nicht.»

Es ist unbestreitbar, dass Glaube und Hoffnung Heilungsprozesse fördern. Die hoffnungsvolle und gläubige Erwartung des kranken Menschen ist eine Kraft, mit der wir streng genommen bei allem ärztlichen Tun zu rechnen haben.

Ein Wort zum grauen Markt der ausserschulischen Heilpraktiken, deren Konsum weitgehend unkontrolliert und unkontrollierbar ist. Missbräuche sind an der Tagesordnung und nicht zu verhindern – bestenfalls ihre krassesten Auswüchse. Das Geschäft mit dem Kranken und der Krankheit ist uralt und wird auch in der Zukunft blühen.

[10] Lindenmann, J.: Neue Zürcher Zeitung, Nr. 139:69 (1991)

Dennoch: Der Arzt könnte dem unkontrollierten Trend zu nichtkonventionellen Methoden durch ein gutes Arzt-Patient-Verhältnis begegnen, in dem der Kranke diesbezügliche Therapiewünsche seinem Arzt vertrauensvoll mitteilen und diskutieren darf. Gerade bei Patienten mit chronischen Rheumaleiden sollte der Arzt für viele Volksheilmittel offen sein und sie nicht einfach in Bausch und Bogen verdammen. Auf diese Weise käme ein Brückenschlag zwischen unkonventioneller und klassischer Therapie und eine bessere Kontrolle zustande.

17. Rheuma und Psyche am Kurort

Die Behandlung von Rheumapatienten an einem Kurort, vor allem in der Badekur, wird vielfach in Frage gestellt. Dies gilt im besonderen für den psychosomatischen Rheumapatienten. Betrachten wir deshalb die Verordnung einer Kur aus psychologischer und psychosozialer Sicht.

Was alles unter einem Rheumapatienten zu verstehen ist, geht aus den vorhergehenden Kapiteln hervor. Was alles aber zu einem Kurort gehört, ist recht vieldeutig.

In einer Zeit, die das Kuren und Baden zum allgemeinen Konsumgut macht, ist eine Klärung am Platz. Die Behandlung im Kurort ist ja nicht nur ein medizinisches Problem, sondern auch ein hochaktuelles gesellschafts- und finanzpolitisches Sorgenkind. Sie ist ein Teil des medizinischen Tourismus, dessen Januskopf ein glattes und ein zerfurchtes Gesicht zeigt. Die strahlende Seite wird verklärt durch mystische Vorstellungen eines Jungbrunnens, das gequälte Antlitz dagegen widerspiegelt die Bedrückung infolge der ständig wachsenden finanziellen Belastungen der Krankenkassen und Versicherungen.

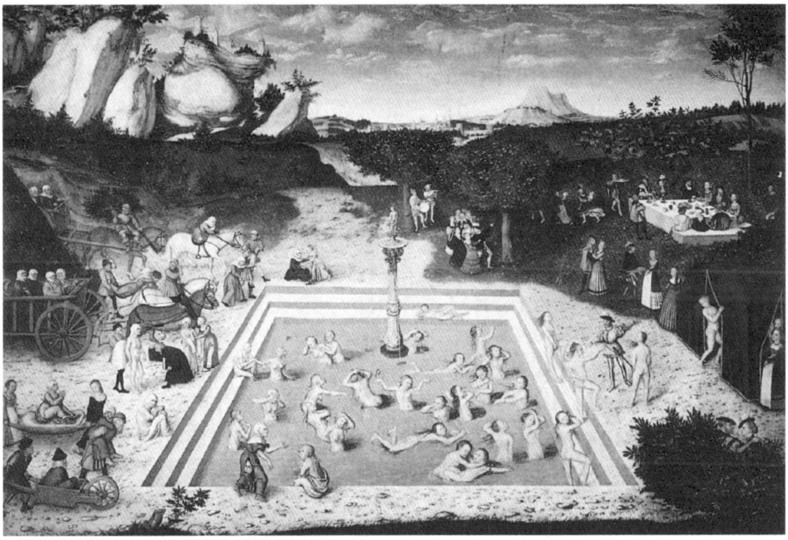

Abbildung 43: «Der Jungbrunnen» ‹Lukas Cranach d.Ä. (1546)›

Für den Arzt ist es nicht immer leicht, gerechtfertigte von ungerechtfertigten Ansprüchen zu unterscheiden. Krankheiten des Bewegungsapparates im weitesten Sinne stellen den häufigsten Grund zur Einweisung in einen Kurort dar. Statistiken belegen, dass sich hinter dem rheumatologischen Etikett nicht selten psychische Faktoren, vor allem Depressionen verbergen.

«Rheumatiker» ist beinahe jedermann; wer hätte niemals Rücken- oder Gelenkbeschwerden gehabt, vielleicht auch einen Unfall erlitten, der nicht irgendetwas zurückliess, und wäre es nur die berüchtigte Wetterfühligkeit? Ein Erwachsener ohne Röntgenaufnahme der Wirbelsäule samt zugehöriger Diagnose hat fast Seltenheitswert.

Der «Rheumatiker» ist aber auch ein Versicherter. Ist es deshalb nicht durchaus verständlich, dass er für seine schadhafte Wirbelsäule oder schmerzhaften Gelenke die Versicherung in Anspruch nehmen möchte? Oft wird sein Begehren mit Begehrlichkeit verwechselt. Wie dem auch sei, eine Kur stellt den Inbegriff des mit dem Nützlichen verbundenen Angenehmen dar. Sie erlaubt dem Patienten neben der körperlichen Behandlung eine Entlastung von Anforderungen, denen er aus körperlichen oder psychischen Gründen nicht mehr gewachsen ist.

Die Medizingeschichte ist in dieser Hinsicht überaus aufschlussreich. Die Quellnymphen mit ihren heilenden Kräften gehörten bei den Griechen zu den ältesten Gottheiten und waren als «Arztkundige» dem Heilgott Asklepios kultisch verbunden. Das Wasser aus der Quelle war nicht nur Lebensspender, es besass auch die Funktion der körperlichen und moralischen Reinigung.

Im Kurort bestand ein «Regimen sanitatis» (Maimonides 1135–1204), eine Gesundheitsordnung, die Wasser, Licht und Luft, Speise und Trank, Bewegung und Ruhe, Schlafen und Wachen, Ausscheidungen und Absonderungen und schliesslich Gemütsbewegungen (Psychosomatik) umfasste.

Wie die Griechen, so nützten auch die Römer ihre Heilquellen und brachten die Bäderbehandlung zu erstaunlicher Blüte. Spuren dieser Kultur finden sich vielerorts. Es ist sehr reizvoll, sich in die Geschichte der Bädermedizin zu vertiefen.

Der moderne Kurort bietet dem Rheumatiker kombinierte Behandlungen. Neben der Balneo- und Physiotherapie haben Ergotherapie, Diätetik und psychologische Lebensberatung ihren Platz im Therapieplan.

Jede Kurortbehandlung ist eine Reiztherapie. Es findet eine vegetative Umstimmung sowie eine Verbesserung der körperlichen Abwehrlage statt. Durch die vielfältigen Anwendungen werden nicht nur die rheumatischen Beschwerden, sondern auch die allgemeine Befindlichkeit günstig beeinflusst. Mit Parkanlagen, Blumen, musikalischen und anderen künstlerischen Darbietungen wird vom Alltag abgelenkt, werden Umweltbedingungen geschaffen, welche die Heilwirkung von Luft und Wasser unterstützen. Schliesslich tragen angenehme Begegnungen und gute Gespräche zum Kurerfolg bei.

Dennoch besteht in vielen Fällen ein ärztliches Dilemma bei der Verordnung von Kurortbehandlungen. Grundsätzlich ist festzuhalten, dass für überforderte oder depressive Rheumapatienten eine Kurbehandlung angezeigt ist, vor allem an Orten, wo der psychischen Betreuung besondere Aufmerksamkeit geschenkt wird.

Zweifel stellen sich jedoch ein beim psychosomatischen Schmerzpatienten, dem eine Kurortbehandlung verordnet werden sollte. Sie kann unter Umständen nutzlos, ja sogar schädlich sein. Wir haben andernorts gehört, dass diese Kranken an Beschwerden leiden, die durch einen psychischen oder psychosozialen Konflikt verursacht sind. Ich habe auch ausgeführt, dass der Konflikt auf die körperliche Ebene verlegt ist. Das Therapieziel müsste darin liegen, dem Patienten diese Vorgänge bewusst zu machen. Nicht die körperlichen Beschwerden sondern die psychischen Störungen bedürfen der Behandlung. Ich bezweifle, dass dies an einem Kurort erreicht werden kann. Die Gefahr besteht, dass das psychosomatische Krankheitsgeschehen zusätzlich fixiert wird. Kein Wunder, wenn solche Patienten kurz nach ihrer Rückkehr aus dem Kurort mit den alten Beschwerden wieder bei ihrem Arzt erscheinen. Wenn überhaupt, so war der Kureffekt nur auf die Kurdauer selbst beschränkt. Wie auch immer der Konflikt gelagert ist, er lässt sich in einer noch so gut geführten Kurbehandlung nicht erfolgreich durcharbeiten. Vielleicht könnte unter bestimmten Umständen, im ärztlichen Gespräch oder Gruppengespräch, eine gewisse Krankheitseinsicht in Gang gebracht werden, eine entscheidende Wendung dürfte jedoch in der begrenzten Zeit nicht eintreten. Dazu kommt die nicht minder wichtige Frage, wer nach der Kur die psychologische Behandlung weiterführen sollte. Oft ist eine Psychotherapie am Wohnort nicht gewährleistet oder es fehlt der psychische Leidensdruck.

Im ärztlichen Dialog während einer Badekur erfährt eine 32jährige Patientin, dass ihre Kreuzschmerzen Ausdruck eines Ehekonflikts sein könnten. Nach Hause zurückgekehrt, fühlt sie sich nun in der Kälte stehengelassen, sie weiss nicht, wer ihr weiterhin aus ihren Nöten helfen könnte.

Sicher sind Badekuren nicht geeignet, chronische Überforderungen in der Familie oder am Arbeitsplatz zu beheben. Sie erfordern eine völlig anders gestaltete Sanierung.

Abschliessend möchte ich wiederholen, dass auch aus psychologischer Sicht eine Bade- beziehungsweise Erholungskur indiziert sein kann, vorausgesetzt, dass sie ärztlich verordnet und der Patient auch während des Kuraufenthaltes ärztlich betreut wird. Die so oft betriebene «wilde» Baderei kann unter Umständen verhängnisvoll sein.

18. Arbeitsunfähig?

Wie wir an zahlreichen Beispielen gesehen haben, gibt es viele Patienten, die an sogenannten rheumatischen Schmerzen leiden, ohne dass entsprechende körperliche Ursachen festgestellt werden können. Das heisst, sie haben keine adäquaten Befunde, jedoch eine gestörte Befindlichkeit. Derartiges Kranksein, verbunden mit Arbeitsunfähigkeit, wird ärztlicherseits nicht immer verstanden. Dazu kommt, dass, um ernst genommen zu werden, diese Kranken ihre Beschwerden sehr eindrücklich, ja appellativ darstellen. Dadurch erhalten ihre echten Beschwerden eine unechte Note, was zu Missverständnissen führt.

Da sich diese Patienten tatsächlich krank fühlen, sind sie in vielen Fällen auch arbeitsunfähig. Es ist manchmal recht schwierig zu unterscheiden, ob eine Simulation oder Aggravation vorliegt. Doch selbst bei aggravierenden Menschen ist immer noch die Frage offen, ob man ihnen nicht Unrecht tut, sie einfach als solche abzustempeln. Manchmal handelt es sich um Menschen, die unfähig sind, ihr Leben zu meistern, und unter unbewältigten, widrigen äusseren Umständen leben. Während dem Simulieren eine bewusste Täuschung zugrunde liegt, dürfte doch der Aggravation ein Krankheitswert nicht abgesprochen werden. Ein psychisch gesunder Mensch aggraviert nicht, weil er keinen Grund dazu hat. Oft sucht der Patient dadurch mehr Zuwendung von seiner Umgebung zu erfahren. Da aber auch mit der Arbeitsunfähigkeit Taggeldleistungen, ja vielleicht eine Rente zur Diskussion stehen, ist eine subtile Untersuchung der Gesamtsituation unerlässlich.

Je zögernder sich die Abklärung gestaltet und je länger sich die Arbeitsunfähigkeit hinzieht, desto grösser ist die Gefahr der Chronifizierung. Die Arbeitsunfähigkeit wird zum Dauerzustand.

In einer interessanten Untersuchung wurden Betriebsangehörige mit häufigen Absenzen mit Arbeitskollegen mit keinen oder sehr wenigen Fehlzeiten verglichen. Als mögliche Ursachen für hohe Fehlzeiten (Absentismus) ergaben sich:

- fehlende Hilfen oder Abwesenheit von Vorgesetzten in schwierigen Arbeitssituationen
- fälschliche Ansicht, dass die Absenz den Kollegen gleichgültig sei («die Kollegen kommen ohne mich zurecht»)

- das Gefühl, man werde an manchen Tagen nicht gebraucht
- unangenehmes Raumklima, häufige Störungen im Arbeitsablauf, schlechtes Verhältnis zu Vorgesetzten und Arbeitskollegen und schliesslich
- abendliche Erschöpfung.

Nicht überrascht hat das Ergebnis der Untersuchung, dass die häufigste Begründung für Fehlzeiten Rückenschmerzen, Erkältungen und «Rheuma» war.

Nicht nur das Problem des Absentismus, sondern auch die Berentung psychorheumatischer Patienten geben Anlass zu völlig unterschiedlichen Auffassungen.

Ein einschlägiges Beispiel stellt das Schleudertrauma im Bereiche der Halswirbelsäule als Folge von Auffahrtskollisionen dar. Es kommt oft zu monate- bis jahrelangen funktionellen und psychosomatischen Beschwerden, ohne dass an der Halswirbelsäule entsprechende Veränderungen nachweisbar wären. Derartige Fälle sind nach neuester, aber noch umstrittener Auffassung rentenbegründend.

Bei vielen chronischen psychorheumatischen und neurotischen Patienten ist eine Invalidisierung nicht zu umgehen. Sie tritt früher oder später ein. Die Arbeits- beziehungsweise Erwerbsunfähigkeit ist dann meist nicht durch körperliche Befunde bedingt, sondern durch die psychosomatische Fixierung, die mit Simulation oder Aggravation nichts oder nur wenig zu tun hat. Es erscheint sinnlos, nach wiederholten Rehabilitationsversuchen Berentungsanträge abzulehnen, langdauernde Gerichtsverfahren durchzuführen. Auch wiederholte Begutachtungen führen nicht zum gewünschten Ziel, die Berentung zu verhindern. Schliesslich wird sie unumgänglich, und es sollte sich die Erkenntnis durchsetzen, dass eine Arbeitsunfähigkeit bis hin zur Invalidität auch auf Grund einer psychosomatischen Erkrankung eine medizinische Realität darstellt.

19. Rheuma, Liebe und Sex

In ihrem Vorwort zur Broschüre «Leben und Lieben trotz Rheuma» von Jo-An Boggs, übersetzt und herausgegeben von Dr. Ulrich Horn im Verlag für Medizin, Dr. Ewald Fischer GmbH, Heidelberg 1982, schreibt die Autorin folgendes:

«Die Sexualität ist in der Behandlung des Rheumakranken ein weitgehend totgeschwiegener Bereich. Im Mittelpunkt der ärztlichen Bemühung steht die Erhaltung und Wiederherstellung der Arbeitskraft. Ob und wie man mit einer Behinderung im sexuellen Bereich zurecht kommt, wird kaum erwähnt. Dabei ist es doch offensichtlich, welch zentrale Funktion für das Wohlbefinden eines Menschen – insbesondere eines erkrankten Menschen – eine erfüllte Sexualität haben kann. Wieviel Lebensfreude empfängt derjenige, der seinen Körper nicht nur als Absender von Schmerzen, sondern auch als Quelle erregender Lustgefühle erleben kann.»

Ich zitiere diese Sätze aus der Schriftenreihe der Deutschen Rheuma-Liga e.V., weil ich gerne auf diese Broschüre verweisen möchte. (Bezugsadressen s. S. 101) Gemäss meiner Erfahrung kommen die Probleme der Partnerschaft, insbesondere der Intimbeziehungen, fast nie zur Sprache. Es bestehen verständliche Hemmungen sowohl von seiten des Arztes wie des Patienten. Es bedarf schon einer besonders guten Beziehung zum Arzt, die es dem Patienten gestattet, seine durch die rheumatischen Behinderungen entstandenen Schwierigkeiten des Intimlebens zu äussern. Viele Rheumatiker greifen vielleicht lieber zu dieser hier erwähnten Schrift, als die Hilfe des Arztes mit den für sie etwas peinlichen Fragen in Anspruch zu nehmen.

Andererseits bin ich davon überzeugt, dass auch in der Rheumasprechstunde über Intimitäten des Patienten gesprochen werden sollte. Oft wäre es notwendig, dass der Arzt selbst die Initiative zu solchen Gesprächen ergreift und das Tabu überwinden hilft.

Es müsste meiner Ansicht nach der immer noch vorherrschenden Vorstellung vieler Menschen begegnet werden, dass das Intimleben vor allem auf intakter Körperlichkeit beruhe. Wieviel wichtiger sind doch Zärtlichkeiten in jeder Form, die auch dem behinderten Partner eine beglückende Sexualität erleben lassen.

20. Selbsthilfe

Im Rahmen dieses Buches darf ein Hinweis auf die psychologische Bedeutung von Selbsthilfegruppen nicht fehlen.

Es sind in den letzten Jahren Patientenvereinigungen entstanden, oft in Zusammenarbeit mit den Rheumaligen. Sie werden in erster Linie von Patienten mit chronischer Polyarthritis und Morbus Bechterew, aber auch mit Arthrose und Wirbelsäulensyndromen gebildet. Das Ziel dieser Selbsthilfegruppen ist, mit rheumatischen Leiden besser leben zu lernen.

> «Seit ich in der Selbsthilfegruppe der Polyarthritiker mitarbeite, hat sich meine Einstellung zur Krankheit irgendwie verändert. Ich sehe mich nicht mehr isoliert, sondern getragen von andern, die in einer ähnlichen Situation sind. Durch die Spiele und Gespräche vor und nach der Gruppenarbeit sind mir wertvolle persönliche Beziehungen eröffnet worden. Ich freue mich jeweils auf die nächste Zusammenkunft.»

Solche Äusserungen sind Zeugnis für die positiven Auswirkungen der Selbsthilfegruppen auf Körper und Seele des Rheumakranken.

Bezugsadressen

Schweizerische Rheumaliga
Renggerstrasse 71
CH-8038 Zürich

Telefon 01/482 56 00

Deutsche Rheumaliga
Bundesverband e.V.
Rheinallee 69
DW-5300 Bonn

Telefon 228/ 35 54 25

Österreichische Rheumaliga
Bundesgeschäftsstelle
Gunoldstrasse 14
A-1190 Wien

Telefon 222/ 36 75 98